Margarethe Stieler

Handling und integrierte Rehabilitation in Therapie und Pflege

Aktivierende Betreuung von älteren und bewegungsbehinderten Menschen

Pflaum Verlag München

Die Autorin:
Margarethe Stieler
Cavourstraße 7
39100 Bozen
Italien
E-mail: margarethe@alice.it
Telefon: 0039-349-8136089

Margarethe Stieler ist als Physiotherapeutin mit eigener Praxis und an der Marienklinik in Bozen tätig (Fortbildungen bei C. Perfetti, Ph. Souchard und J. P. Rességuier). Darüber hinaus unterrichtet sie unter anderem an der Landesfachschule für Sozialbetreuer in Bozen. Sie ist Lehrtherapeutin für die Rességuier-Methode und Mitbegründerin des IMR Europe (Institut d'etude et d'enseignement de la réhabilitation selon la Methode Rességuier), www.imreurope.org sowie Mitorganisatorin und Referentin bei den internationalen Kongressen zur Rességuier-Methode.

Impressum

Bei einigen Abbildungen ist es uns nicht gelungen, den Inhaber der Rechte zu ermitteln. Wir bitten daher nachträglich um freundliche Genehmigung.

Bibliografische Information Der Deutschen Bibliothek
Die Deutsche Bibliothek verzeichnet diese Publikation in der Deutschen Nationalbibliografie; detaillierte bibliografische Daten sind im Internet über http://dnb.ddb.de abrufbar.

ISBN 978-3-7905-0972-4

© Copyright 2007 by Richard Pflaum Verlag GmbH & Co. KG
München • Bad Kissingen • Berlin • Düsseldorf • Heidelberg

Alle Rechte, insbesondere die der Übersetzung, des Nachdrucks, der Entnahme von Abbildungen, der Funksendung, der Wiedergabe auf fotomechanischem oder ähnlichem Wege und der Speicherung in Datenverarbeitungsanlagen, bleiben, auch bei nur auszugsweiser Verwertung, vorbehalten.
Die Wiedergabe von Gebrauchsnamen, Handelsnamen, Warenbezeichnungen usw. in diesem Werk berechtigt auch ohne besondere Kennzeichnung nicht zu der Annahme, dass solche Namen im Sinne der Warenzeichen- und Markenschutzgesetzgebung als frei zu betrachten wären und daher von jedermann benutzt werden dürften. Wir übernehmen auch keine Gewähr, dass die in diesem Buch enthaltenen Angaben frei von Patentrechten sind; durch diese Veröffentlichung wird weder stillschweigend noch sonst wie eine Lizenz auf etwa bestehende Patente gewährt.

Satz: Elisabeth Schimmer, Ergoldsbach
Druck und Bindung: Druckerei Sommer, Feuchtwangen

Informationen über unser aktuelles Buchprogramm finden Sie im Internet unter: http://www.pflaum.de

Inhalt

Geleitwort 7

Vorwort 8

Bildnachweis 10

1   Theoretische Einführung 11
1.1   Handling 11
1.2   Mobilisation 15
1.3   Rehabilitation 18
1.3.1 Physiotherapie 19
1.3.2 Begriffsbestimmung Rehabilitation 20
1.3.3 Behinderung 20
1.3.4 Medizinische Versorgung und Rehabilitation 21
1.3.5 Die begleitende Haltung 23
1.3.6 Rehabilitation integrieren 24
1.3.7 Sprache verleihen 26
1.4   Heilung 28
1.5   Aufmerksamkeit 33

2   Physikalische und physiologische Elemente 44
2.1   Statik und Dynamik 44
2.1.1 Schwerkraft 45
2.1.2 Schwerpunkt 46
2.1.3 Hebelwirkung 50
2.1.4 Spirale 53
2.1.5 Reibung 54
2.1.6 Stabilität/Mobilität 55
2.1.7 Zusammenfassung 56
2.2   Tonus 58
2.2.1 Wasser, das tragende Element 60
2.2.2 Haltung 64
2.3   Berührungskompetenz 70
2.3.1 Der Einsatz der Hände 71
2.3.2 Der Blickkontakt 78
2.3.3 Koordination – Interaktion 79

3	**Handling in der Praxis**	85
3.1	Lagerungen	85
3.1.1	Oberkörperhochlagerungen	86
3.1.2	Kontrakturprophylaxe	90
3.1.3	Spitzfußprophylaxe	92
3.1.4	Dekubitusprophylaxe	94
3.1.5	Verlagern auf eine Bettseite	96
3.1.6	Stabile Seitenlagerung nach Bobath	98
3.1.7	Andere Seitenlagerungen	100
3.1.8	Hochlagern der Beine	101
3.1.9	Lagern der Arme	102
3.1.10	Verlagerung zum Kopfende des Bettes	103
3.2	Aufsetzen im Bett und Umsetzen zum Stuhl	107
3.2.1	Schritt für Schritt zur Sitzposition	109
3.2.2	Umsetzen auf einen Stuhl	113
3.2.3	Umsetzvarianten	118
3.2.4	Ins-Bett-Setzen	121
3.2.5	Aufsetzen am Beispiel einer Halbseitenlähmung	122
3.3	Aufstehen und Stehen	123
3.3.1	Aufstehen und Hinsetzen	123
3.3.2	Selbstständiges Aufstehen	128
3.3.3	Stützen und Ziehen	133
3.3.4	Stehen	134
3.4	Gehen	135
3.4.1	Treppensteigen	138
3.4.1	Gehhilfen	139
3.4.3	Und wenn jemand hinfällt?	145
4	**Anhang**	152
4.1	Das Bobath-Konzept	152
4.2	Die Kinästhetik	153
4.3	Die Rességuier-Methode	154

Literatur 157

Bildnachweis 159

Sachverzeichnis 160

Geleitwort

Fachkräfte im Gesundheitswesen sind, ob sie es wollen oder nicht, auch Experten der Beziehung. Deshalb ist es ein Muss, die Qualität der Beziehung nicht dem Zufall zu überlassen. Beziehung will eingeübt und professionell gelernt sein. Handling, also die Handhabung in der Pflege ist untrennbar mit den anderen beruflichen Aufgaben verbunden und integrativ zu verstehen: „Handeln mit – Handeln im Einklang" lautet das Motto unserer Arbeit. Wir handeln mit dem Patienten und im Einklang mit ihm. Dieses Handeln muss zwei große Fehler meiden: die rein mechanischen Handhabungen der Pflege auf Kosten der psychoaffektiven Begleitung der Person oder aber das Umgekehrte.

Die Auseinandersetzung mit der Qualität der Beziehung, bzw. der Nähe zwischen dem Behandelnden und dem Patienten bildet die Basis unserer Methode. Sie findet daher ganz natürlich Anwendung im Handling von kranken und behinderten Menschen. Das große Verdienst von Margarethe Stieler ist es, einer praktischen Anwendung der Integrierten Rehabilitation Form verliehen zu haben – und zwar auf eine sehr einfach zu vermittelnde Art und Weise.

In dieser Arbeit stellt sie die ganze Breite ihres Wissens zur Verfügung; Patienten und Behandelnden möge dies zugute kommen. Studierende finden hier ein Nachschlagewerk, das ihre ersten Schritte bei der Betreuung und Begleitung von Menschen auf wirkungsvolle und humane Art begleitet.

Jean-Paul Rességuier

Vorwort

Die Zunahme der Pflegebedürftigkeit alter Menschen birgt eine gesellschaftliche Herausforderung und beinhaltet eine weit gefächerte Thematik. So betrifft ein Aspekt die Betreuung von bettlägerigen oder stark in ihren Bewegungsmöglichkeiten eingeschränkten Personen. Diese Betreuung[1] wird von den zuständigen Pflegepersonen häufig als körperlich anstrengend, als schwere Arbeit im wahrsten Sinn des Wortes erlebt. Diese Arbeit möchte dazu beitragen, Arbeitsvorgänge zu erleichtern und die betreuten Personen so aktiv wie möglich einzubinden. Das Wohlbefinden und die Genesungsmöglichkeiten der Betreuten hängen wesentlich von der Qualität der aktivierenden Pflege ab.
Mit theoretischen Überlegungen zu grundlegenden Themen möchte ich allgemein verständlich die mir notwendig erscheinende Zusammenschau aus verschiedenen Wissenschaftszweigen andenken. Die folgenden Definitionsversuche zu Themen wie Rehabilitation, Behinderung, Heilung und Aufmerksamkeit sollen nicht als Wertung gesehen werden. Die Themen sind weit gefächert und komplex, und die Grundintention dieses Buches liegt im Praktischen. Mit der theoretischen Einführung möchte ich einen Rahmen abstecken, der die praktische Arbeit umgibt. Davon ausgehend kann sich der Blick weiten, und es können grundsätzliche Überlegungen in die praktische Arbeit einfließen. Vielleicht kann dies auch Anregung sein, weiterführende Literatur zu suchen. Zugleich will ich – in einer für die angesprochenen Berufsgruppen wertschätzenden Weise – der komplexen Realität Rechnung tragen.
Das Hauptaugenmerk dieser Arbeit liegt im praktischen Bereich. Der Schwierigkeit, praktisches Vorgehen in Wort und Bild zu vermitteln, bin ich mir bewusst. Beim Unterricht für Sozialbetreuer[2] und in der Zusammenarbeit mit Pflegepersonen ergab sich immer wieder die Notwendigkeit, schriftliche Unterlagen für das Gesagte und Gezeigte zu finden. Immer versuchte ich, mir wesentlich erscheinende Elemente aus dem Bobath-Konzept und aus der Kinästhetik so zu übersetzen, dass sie Teil eines allgemeinen Grundkonzeptes sein können. Durch

---

[1] Zum Sprachgebrauch: Unter Betreuer verstehen wir hier nicht einen juristisch bevollmächtigten Betreuer, sondern alle, die bewegungsbehinderten oder pflegebedürftigen Menschen im Alltag oder in der Therapie beistehen: Pflegepersonal, Physiotherapeuten und auch pflegende Angehörige.

[2] Die dreijährige Ausbildung zum „Sozialbetreuer" befähigt in Südtirol zur Betreuung von alten Menschen, Menschen mit Behinderung und psychisch kranken Menschen. Voraussetzung ist eine mittlere Reife.

Vorwort

meine Ausbildung in der Rességuier-Methode wurde diese Übersetzung und Umsetzung durchdrungen von dem Streben, wirkliche Präsenz in jeden Handgriff einzubringen und einige zusätzliche theoretische und praktische Elemente auszuarbeiten.

Das verwendete Bildmaterial stammt entsprechend aus verschiedenen Kontexten: aus der Bozener Marienklinik, aus der Hauspflege, aus dem Seniorenheim Mölten, aus dem Unterricht in der Fachschule für Soziale Berufe „Hannah Arendt" in Bozen. Allen Beteiligten sei für die bereitwillige Mitarbeit herzlich gedankt. Negativbeispiele sind schwarzweiß abgebildet.

Viele Therapeuten und Pflegepersonen haben sich schon in Aus- und Fortbildung mit dem Handling auseinandergesetzt und bringen ihre Kompetenz in vielfältiger Weise ein. Hier soll keine neue Methode vorgestellt werden, sondern Basisüberlegungen, die bei auftretenden Schwierigkeiten nützlich sein können. Oft scheint es schwierig, Handlungsmuster umzusetzen, wenn nicht das ganze Team nach dem gleichen Modell arbeitet. Zudem sind Techniken oft nicht soweit in das eigene Tun integriert, dass sie wirklich als eigene Kompetenz erlebt werden. Ebenso lassen sich vorgefertigte Handlungsmuster bei „äußeren Widerständen" nicht so leicht übersetzen: etwa wenn der Patient starke Schmerzen hat, das Anfassen durch Kanülen, Kontrakturen und Wunden erschwert wird und wenn Bewusstseinsstörungen oder nicht kooperatives Verhalten vorliegen. Schließlich sind Techniken für Lagewechsel und Transfers oft durch eine grundsätzlich mangelnde Kompetenz, an einem fremden Körper „Hand anzulegen" – ich nenne dies hier „Berührungskompetenz" – erschwert.

Über das eigentliche Handling hinaus geht es mir aber vor allem um die Integration eines rehabilitativen Grundgedankens. In diesem Sinne hoffe ich, dass die folgenden Anregungen auf der Suche nach Möglichkeiten für eine aktive Mitarbeit und Teilnahme der einzelnen betreuten Personen jedenfalls den Blick für deren ganz spezifische Bedürfnisse schärfen und die Wahrnehmung für das eigene Tun erhöhen mögen, damit jeder Handgriff lebendig und im Einklang mit den Erfordernissen der Situation erfolgen kann.

Ich hoffe sehr, dass die Anregungen und Ideen hilfreich sein können, damit die Freude an der Arbeit und die Herzlichkeit im Umgang mit den Betreuten nicht durch Ängste und Anstrengungen bei problematischen Transfers und durch Rückenschmerzen geschmälert werde.

Margarethe Stieler *Bozen im Sommer 2008*

Bildnachweis

Nicht nummerierte Bilder:
S. 14 Autor unbekannt, S. 15 Massimiliano Maddanu, S. 18 und 33 Margarethe Stieler, S. 29 Hanna Battisti, S. 44 Marc Chagall, La Promenade, S. 53 Angelo Collu, S. 61 Hanna Battisti, S. 139 Hanna Battisti, S. 145 aus Emmi Pikler, Laßt mir Zeit, Pflaum Verlag.

Nummerierte Bilder und Bildfolgen:
Hanna Battisti: 2.4–2.7, 2.9–2.13, 2.17, 2.19–2.33, 3.1, 3.3–3.18, 3.20–3.23, 3.25–3.37.
Angelo Collu: 2.1–2.3, 2.8, 2.16, 2.18, 3.2, 3.19, 3.24.
Abb. 2.15 aus Schünke, Prometheus – LernAtlas, Georg Thieme Verlag, S. 92, 93, 105, mit freundlicher Genehmigung des Thieme Verlags.

Coverfoto:
Hanna Battisti.

Für die kreative Zusammenarbeit bei der Erstellung der Grafiken und Fotos und für ihre ständige Begleitung bei der Arbeit an diesem Buch danke ich Hanna Battisti und Angelo Collu herzlichst.

1 Theoretische Einführung

1.1 Handling

Unter dem Oberbegriff Handling versteht man im therapeutischen und pflegerischen Umfeld im Umgang mit mehr oder weniger schwer bewegungsbehinderten Menschen Techniken, die unter kinesiologischen und ergonomischen Gesichtspunkten hilfreich sein können, um Lagewechsel und Bewegung zu erleichtern und sicher und – wenn möglich – fördernd zu gestalten. Es gehören dazu sowohl die verschiedenen Lagerungen und Lagewechsel im Bett, als auch die verschiedenen Transfers zum Sitzen und zum Stehen bis hin zur geleiteten Hilfe beim Gehen. Der Ausdruck Handling kommt ursprünglich aus dem Bobath-Konzept (siehe Anhang). Die Bedeutung des Wortes besagt vor allem, dass es um den Einsatz unserer Hände geht. Wichtig sind handwerkliche Fähigkeiten, es geht um ein Handwerk im eigentlichen Sinne. Und Handwerk will gelernt sein.

Wenn es um Hydrauliker oder Tischler geht, wird das jeder einsehen. Im Umgang mit Menschen trifft man häufig auf die Meinung, der handwerkliche Teil würde auf natürliche Weise der inneren Haltung, der richtigen Einstellung, der Einfühlsamkeit des Einzelnen entwachsen. Dies ist sicher die Basis, um überhaupt Kommunikation zu ermöglichen. Aber unsere Hände sind unsere Botschafter und dazu recht untrügliche. Wenn wir imstande sind, mit unseren Händen Sicherheit und Präsenz zu vermitteln, ist schon ein großer Schritt getan. Wenn wir aber mit unseren Händen „angreifen" und tatsächlich greifen, statt nur zu berühren, zu „begreifen", zu halten und sicher zu führen, wenn wir aus Unsicherheit oder Anstrengung die Fingerspitzen in das Fleisch drücken, wenn wir aus Unwissenheit in „intime" Körperzonen wie Achselhöhlen oder Kniekehlen greifen u.Ä.m., dann können wir das mit viel Worten und Freundlichkeit kaum wettmachen. Der handwerklich geschickte Einsatz unserer Hände und das bewusste Training unserer gesamten Körperhaltung kommen nicht von ungefähr.

Kapitel 1 Theoretische Einführung

Wenn wir einem guten Handwerker zuschauen, so sehen wir, wie das Werkzeug eine ganz unmittelbare Verlängerung seiner Hand zu sein scheint. Wir sehen eigentlich Werkzeug und Hände kaum, sondern sehen eher das Resultat. Wir sehen, wie das Werkstück zunehmend Gestalt annimmt, so als würde es ganz unmittelbar aus der Intention des Meisters erwachsen, so als gäbe es keine Distanz. Sehen wir einem Lehrling zu, sehen wir viel eher „eckige" Ellbogen oder ein Werkzeug, das nicht richtig ansetzt. Wir sehen also die Distanz zwischen der Intention, der Vorstellung, des Lehrlings, die noch nicht so klar und sicher erscheint, und dem Werkzeug, das noch nicht so hundertprozentig folgt. Was uns beim Meister besticht, ist die Ästhetik, die entsteht: Wenn jemand sein Handwerk versteht, sieht man gerne zu. Die Selbstverständlichkeit, mit der die Arbeit „von der Hand" geht, erzeugt einen Eindruck von Mühelosigkeit. Und wir können annehmen, dass diese Handwerker, die ganz bei der Sache sind, die zumindest in dem Moment ganz in ihrer Arbeit aufgehen, sicher auch Freude an ihrer Arbeit haben. Hier sollen nicht die Handwerksberufe glorifiziert werden, und sicher arbeiten nicht alle Handwerker ergonomisch und den Rücken schonend. Aber es geht sehr wohl um einen bewussten Umgang mit unseren handwerklichen Fähigkeiten, um unsere Präsenz beim Tun. Sind wir irgendwo ganz mit unserer Aufmerksamkeit dabei, hat dies den Effekt, dass uns die gelebte Zeit intensiver und konkreter erscheint.

Nun hinkt der Vergleich mit den Handwerkern natürlich. Die Kommunikationsebene und die Interaktion zwischen zwei Menschen ist eine vollkommen andere als die zwischen einem Handwerker und seinem Werkstück. Und zwar nicht nur aus ethischen Gründen, wie wir im Folgenden noch sehen werden. Auch auf einer rein physikalischen Ebene, sofern wir überhaupt getrennt von anderen Kommunikationsebenen davon sprechen können, ist das lebende Gewicht eines Menschen nie mit einem Gegenstand zu vergleichen. Auch wenn die Person bei einem Lagewechsel kaum mithelfen kann und passiv bleibt, ist es ein großer Unterschied, welche Qualität dieses Gewicht hat. Wenn ein guter Tonus im Gewebe ist und der Patient mit seiner Aufmerksamkeit mitgehen kann, wird er uns leichter erscheinen. Wenn aber ein Patient z.B. gerade kollabiert ist oder sich innerlich sträubt oder Angst hat, werden wir uns schwerer tun. Trotzdem können wir von guten Handwerkern auch Konkretes lernen. Wir sehen geübte Handfertigkeiten, die uns in ihrer Selbstverständlichkeit bestechen.

Wenn wir einem Maurer zuschauen, wie er einen Zementsack vom Boden auf die Schulter hievt, z.B. zuerst auf ein abgewinkeltes Knie und dann in Körpernähe über den Rumpf auf die Schulter dreht, so wissen wir zwar, dass dieser

Sack ein bestimmtes Gewicht hat, aber wir sehen auch, dass er das Gewicht irgendwie „richtig" aufhebt – sonst würde er auch seinen Beruf recht schnell aufgeben müssen.

Ich bin der Meinung, dass in den Pflegeberufen wie auch in der Physiotherapie das Handling – insbesondere alter Menschen – intensiv eingeübt werden sollte. Sicher genügt es nicht, einige gekonnte Transfers gesehen oder erklärt bekommen zu haben, um dies dann in das eigene Handeln integrieren zu können.

Gerade wenn die Arbeit gut gemacht wird, im Einklang mit den Fähigkeiten und Defiziten der Patienten, schaut es beim Zuschauen recht einfach aus, relativ mühelos und selbstverständlich. Genauso wenig wie man ein Handwerk aus einem Buch lernen kann, kann einem ein Handbuch das Handling beibringen. Es kann im besten Falle eine Anregung zum Ausprobieren sein. Umsetzen muss der Lesende selbst. Oft ist es so, dass sich im Laufe der Jahre jeder seine Methode aneignet für die verschiedenen Arten von Handling. Das muss nicht schlecht sein, denn immerhin erlangt man dadurch eine gewisse Selbstverständlichkeit und Sicherheit und kann sich somit auf den Patienten konzentrieren. Wenn man, wie in der Lehrlingszeit, nämlich die ganze Zeit verschiedene Dinge gleichzeitig kontrollieren sollte – die eigene Haltung und den eigenen Schwerpunkt, die Stellung der verschiedenen Körperabschnitte des Patienten usw. – wird es oft schwirig, einen unmittelbaren Kontakt zur Person selbst zu haben. Die Arbeit erscheint schwieriger und eckiger als im alten, zwar „falschen", dafür aber eigenen Muster. Aber oft merkt man auch, dass man mit sehr viel Kraft arbeiten muss, dass man an seine eigenen Grenzen kommt, dass dann der Rücken weh tut oder Patienten über Schmerzen beim Anfassen klagen. Spätestens dann sollte man versuchen, zumindest die Dinge auszuprobieren und zu integrieren, die am ehesten einleuchten. Wenn man noch in der eigentlichen „Lehrlingsphase" ist, d.h. in Ausbildung, ist es wichtig, wirklich Zeit und Muße zu finden, um Handgriffe und Positionen auszuprobieren, vielleicht zuerst beim Gesunden, bei sich selbst, und dann beim kranken Menschen. Und vor allem sollte man nicht meinen, dass ein Meister oder eine Meisterin vom Himmel fällt. Jeder Mensch ist verschieden; das sollte kein Gemeinplatz sein, und wenn wir die Person auch jenseits und mit ihren Möglichkeiten und Einschränkungen zur Kenntnis nehmen, finden wir oft erst die Phantasie, die es braucht, um das Handling zu adaptieren und z.B. Hilfsmittel auszuklügeln oder das Umfeld anzupassen. Phantasie und die Kreativität können erst dann Raum erhalten, wenn wir im täglichen Tun an die Grenzen stoßen, diese Grenzen wahrnehmen, alles Mögliche ausprobiert haben und uns Neuem nicht verschließen. In diesem

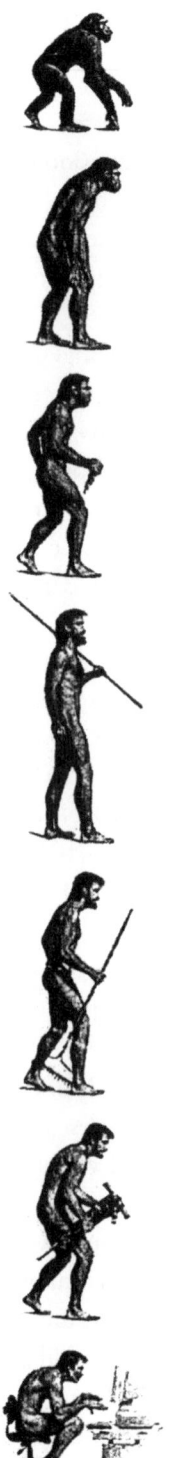

Sinne begleitet uns die Fähigkeit zum Handling als Ausdruck von professionell und menschlich kompetentem Umgang mit bewegungsbehinderten Personen in unserer Arbeit und durch dieses Buch.

Zum Schluss noch eine Bemerkung zum Handwerk. Die ganze Menschheitsgeschichte ist eine Geschichte des „learning by doing". Die Entwicklung der Schädelform und der Gehirnmasse des Homo sapiens, speziell die Erweiterung der Stirnpartie, wird in der Anthropologie in Zusammenhang mit der Entwicklung der handwerklichen Fähigkeiten des Menschen studiert. Aus anthropologischer Sicht kann die Öffnung des Kortikalfächers in der Entwicklung der Schädelform nicht getrennt gesehen werden von der vertikalen Position des Kopfes, d.h. vom aufrechten bipedalen Gang und somit vom Freiwerden der Hände. Die Entwicklung des Stirnlappens erscheint in direkter Wechselwirkung mit der Entwicklung von Werkzeug und Handfertigkeit[1]. Die Entwicklung von Sprache, Handwerk und Kunst als menschlicher Ausdrucksmöglichkeit und -fähigkeit haben eine gemeinsame Geschichte. Be-griff und Be-greifen sind sich so nahe, wie die sensomotorische Darstellung von Hand und Mund in der Hirnrinde. Man könnte es aber auch so sagen, wie es die Neurobiologen H. Maturana und F. Varela formuliert haben: „Jedes Tun ist Erkennen und jedes Erkennen ist Tun"[2].

---

[1] Leroi-Gourhan 1988, Kap. 5 u. 6.
[2] Maturana-Varela 1987, S. 32.

1.2 Mobilisation

Mobilisation ist ein Begriff, der in der physiotherapeutischen und pflegerischen Praxis für Maßnahmen zur Aktivierung und Bewegungsförderung steht. Mobil sein, heißt beweglich, anpassungsfähig, flexibel, veränderbar sein. Mobilisieren bedeutet laut Duden soviel wie „in Bewegung versetzen, zum Handeln veranlassen, rege und wirksam machen, aktivieren…".

Mobilität wird allgemein mit Gesundheit und Immobilität mit Krankheit im Zusammenhang gesehen. Mobilität ist die Fähigkeit des Menschen, sich zu bewegen und damit in erster Linie seine Grundbedürfnisse zu befriedigen und in zweiter Linie Wünsche, Ziele, Interessen zu verfolgen und seine ganze Persönlichkeit auszudrücken. Es ist menschliches „in der Welt Sein". Einfacher ausgedrückt: „Leben ist Bewegung". Zum Überleben hat der Körper konstante innere Bedingungen, die in Form von Temperatur, ph-Wert, Zucker-, Sauerstoff- oder Elektrolythaushalt, Blutdruck, Puls- und Atemfrequenz u.a. gemessen werden können. Damit dieses Milieu, die so genannte Homöostase, eine bestimmte lebensnotwendige Beständigkeit hat, braucht der Körper ständige Reaktionen, Rückkoppelungen, innere und äußere Bewegungen, die sich alle gegenseitig beeinflussen. Wenn man diese dynamischen Mechanismen im Blick hat, spricht man oft auch von Homöokinese oder Homöodynamik[1]. Die Aktivitäten des Menschen sind in erster Linie darauf ausgerichtet, konstante optimale Bedingungen aufrechtzuerhalten. Ein reagierender, gesunder Organismus verhält sich dynamisch; er ist imstande, neue Bedingungen gut zu integrieren. So beeinflussen sich gegenseitig Bewegungen, Atmung, Verdauung, Kreislauf, Temperaturschwankungen, Ernährung, Gefühle, Geräusche, Eindrücke. Flexibilität ist die Basis für Wohlbefinden, Erlebnis- und Beziehungsfähigkeit.

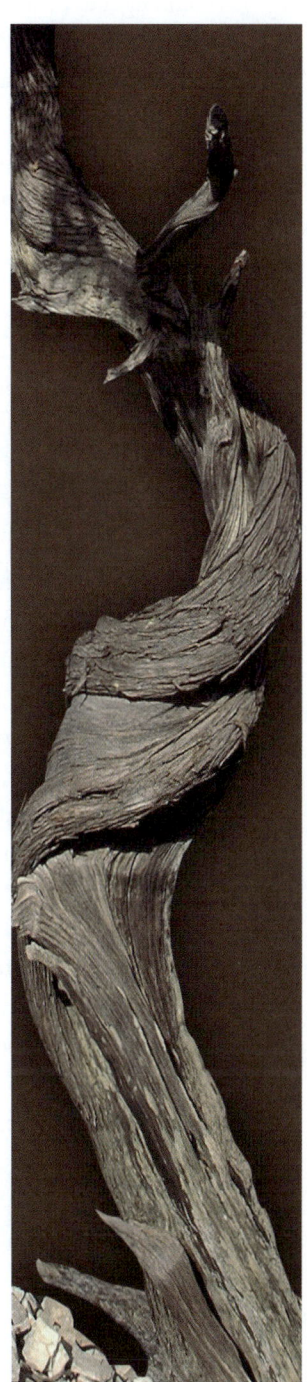

---
[1] Damasio 2005, S. 41.

Ohne auf die weite Bedeutung des Begriffes Mobilität in all seinen Facetten einzugehen, möchte ich hier nur kurz einige Überlegungen zum Begriff der Mobilisation in der Pflege anführen. Unter Mobilisieren versteht man in der Physiotherapie und Pflege allgemein, körperlich beeinträchtigten Personen Bewegung zu ermöglichen. Häufig wird der Begriff „Mobilisieren" mit dem Verlassen des Bettes gleichgesetzt. Dabei ist nicht immer genau definiert, was man damit meint. Steht im Krankenblatt: „Der Patient darf mobilisiert werden", so meint der Arzt damit in der Regel, dass die Vitalfunktionen des Patienten stabil genug sind, um ihn im Bett aufzusetzen und vielleicht herauszusetzen. Oft steht bei der „Mobilisation" vor allem der Präventionsaspekt im Vordergrund. Das heißt, es geht um Dekubitus-, Kontraktur- und Thromboseprophylaxe und um Vermeidung von Atemwegskomplikationen. Hier ist im Besonderen an Lagerungen und Lagewechsel im Bett gedacht.

Für die Physiotherapeuten bedeutet die Indikation zur Mobilisation eventuell den Auftrag zum Bewegen des Patienten. Die gängige Unterscheidung zwischen aktiver und passiver Mobilisation möchte ich hier nicht so stehen lassen. Dabei versteht man unter aktiver Mobilisation, dass der Patient, etwa unter Anleitung und eventuell Unterstützung zu schonenden Bewegungsabläufen aktive Muskelarbeit leistet. Unter passiver Mobilisation, dass jemand passiv bewegt und/oder aufgesetzt wird, ganz ohne Mithilfe des Betroffenen. In diesem Sinne werden „aktiv" und „passiv" in Bezug auf die reine Muskeltätigkeit gesehen. Die Abstufungen sind aber, auch was die Muskeltätigkeit betrifft, sehr vielfältig. Es kann sein, dass die Kraft fehlt, eine Bewegung gegen die Schwerkraft oder gegen einen Widerstand auszuführen, dass sie aber genügt, um eine Position zu halten oder mit der Schwerkraft auszuführen. Der Muskeltonus ändert sich auch mit der Aufmerksamkeit und der Intention. Ein von der Wahrnehmung stärker eingebundener Körperteil verändert seine sensomotorische Einbindung, d.h. der Muskeltonus verändert sich.

Umgekehrt ist bei passiven Bewegungen oft das bewusste „Loslassen" gefragt. Dies ist gerade bei Kontrakturen und Verkrampfungen nicht einfach. Aber nur Bewegen im Einklang mit den Wahrnehmungsmöglichkeiten des Betreuten bringt wirkliche Entspannung. Arbeitet man gegen Widerstand, kann dies zu schmerzhaften Sekundärkontrakturen führen und bringt nicht die gewünschte Erleichterung auf Gelenkebene und Förderung der Zirkulation, sondern u.U. im Gegenteil eine Zunahme der Kontrakturen. So muss auch das Bewegen von komatösen Patienten durchaus nicht immer positiv zu bewerten sein. Andererseits hat die Berührung der an der jeweiligen Bewegung beteiligten Körperzonen durchaus eine Auswirkung auf den Tonus, genauso etwa wie die bewusste

1.2 Mobilisation

Atmung. Aber auch die Aufmerksamkeit und Präsenz des Therapeuten bzw. Pflegers haben eine Auswirkung.

Altern wird meist allgemein mit Versteifung und Bewegungseinschränkung gleichgesetzt – etwa wie ein alter Baum im Verhältnis zu einem jungen Trieb. Mehr oder weniger große Abnutzungserscheinungen in den Gelenken führen zu Arthrose, und Gelenkknorpelzellen werden im Alter kaum mehr gebildet. Wir haben im Alter Knochen, die spröder werden und Sehnen, die weniger elastisch sind und einen Gewebetonus, der nachlässt. Mangelnde Bewegung führt zu Gelenk- und Zirkulationsproblemen und zu Übergewicht, welche sich dann wieder auf die Beweglichkeit auswirken. Bewegung hingegen erhält die Bewegungsmöglichkeit. Beweglichkeit bis ins hohe Alter scheint zum Beispiel mit sanften Methoden wie Yoga, Tai Chi oder Chi Gong erreicht werden zu können.

Moshé Feldenkrais nahm an, dass die Abnahme der Bewegungsfähigkeit im Alter vor allem damit zusammenhängt, dass die meisten Menschen nach der Pubertät aufhören, ihre Selbstwahrnehmung weiterzuentwickeln. Unsere Bewegungsmuster „fahren" sich im Laufe der Jahre fest: Die Folge sind Steifheit und schlechte Körperhaltung.[1] Andererseits meint C. G. Jung, dass „viele Menschen im reifen Alter deswegen verholzen", weil sie sich dem Lebensprozess der Alterung psychologisch entziehen, dass sie als „Erinnerungssalzsäulen" stehenbleiben und erstarren. „Das Leben ist ein energetischer Ablauf wie irgendeiner". Aber „Altsein ist äußerst unpopulär. Man scheint nicht zu berücksichtigen, dass Nicht-altern-Können genauso blödsinnig ist wie den Kinderschuhen nicht-entwachsen-können."[2]

Fazit

Strukturen formen, verändern oder verformen sich genetisch-, umwelt-, krankheits- und persönlichkeitsbedingt. Jeder wird sich als Betreuer und Behandler von Menschen, die sich nicht mehr selbst bewegen können, aber auch als selbst Alternder früher oder später, mehr oder weniger bewusst, mit solchen Überlegungen auseinanderzusetzen haben.

---

[1] Feldenkrais 1978: Die Feldenkrais Methode basiert vor allem auf bewusster Bewegung und dem Aufbrechen von festgefahrenen Bewegungsmustern.
[2] Jung-Lesebuch, S.166–169.

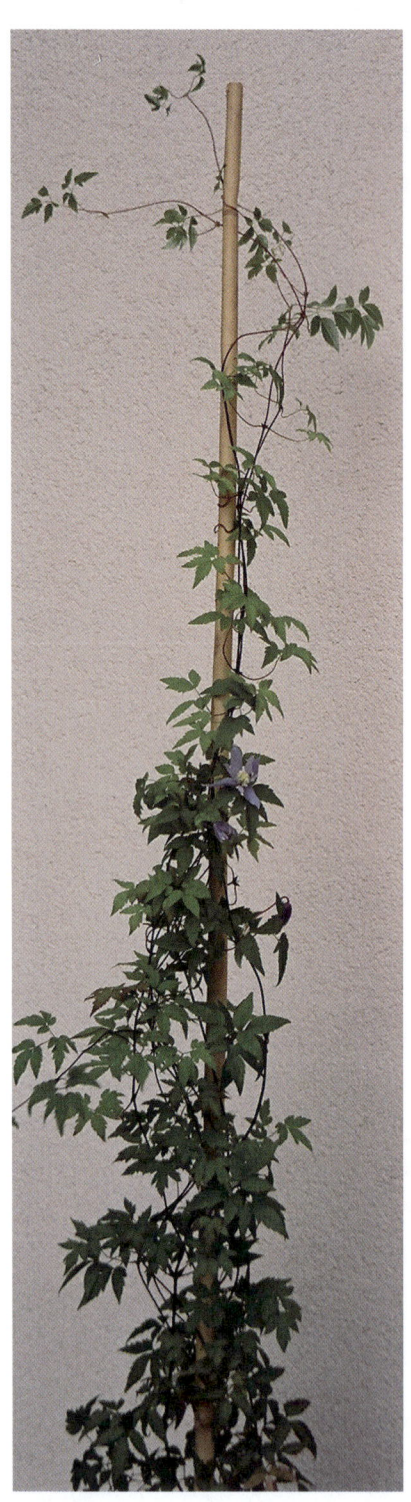

1.3 Rehabilitation

Der Ausdruck Rehabilitation bezeichnet ein weites Feld, in dem es in der Medizin um Wiederherstellung oder Neuerlernung von körperlichen und psychischen Kompetenzen geht. Dies baut auf ein Grundverständnis, wie Menschsein sich in der Auseinandersetzung mit Umwelt und Mitmenschen realisiert. Die Würde des Menschen ist nicht zuletzt gebunden an die Möglichkeiten seiner Kompetenzentfaltung.

In der Auseinandersetzung mit Mitmenschen und Umwelt wachsen wir und entfalten unsere Fähigkeiten und Möglichkeiten. Unser Körper ist dabei als Ganzer ein stiller Mittler. Rehabilitation ist ihrem innersten Wesen nach Integration[1]. Sein heißt immer: In der Welt sein.

Nun wird in der Regel der Begriff Rehabilitation besonders dann verwendet, wenn es sich um einen längeren Wiederherstellungs- oder Wiedereingliederungsprozess handelt. Im medizinischen Bereich, so z.B. nach schweren Unfällen, nach Schlaganfällen oder bei Kindern, welche mit Behinderungen geboren werden.

Entsprechend ist Rehabilitation besonders in Rehabilitations(Reha-)zentren zu Hause. Dort arbeitet ein Team von spezialisierten Ärzten, Physiotherapeuten, Logopäden (Sprachtherapeuten), Ergotherapeuten (Beschäftigungstherapeuten), Psychologen, Technikern und spezialisiertem Pflegepersonal an Rehabilitationsprogrammen, die meistens den ganzen Tagesablauf bestimmen. Der Patient wird mehr oder weniger rund um die Uhr stimuliert, Ressourcen zu finden, vorhandene Kompetenzen zu trainieren und

---

[1] Laut Duden geht es bei Integration um die Wiederherstellung eines Ganzen, um Einheit im Aufbau der Persönlichkeit und in ihrer Beziehung zur Umwelt.

zu entwickeln. Diese Reha-Zentren haben oft noch besondere Spezialisierungen wie z.B. für Schädelhirntraumata oder Querschnittlähmungen.

Oft arbeiten diese Zentren auch ambulant, etwa bei der jahrelangen Betreuung von Kindern mit Behinderung. Je nach dem zugrunde liegenden medizinischen oder auch weltanschaulichen Modell, je nach Einsatzgebiet und entsprechend der Entwicklung in der Medizin, wurden Therapiemethoden ausgearbeitet. Diese spezialisierte Behandlung verursacht allerdings auch sehr hohe soziale Kosten. Unfallopfer und jüngere Patienten, für die eine größere Hoffnung besteht, Ressourcen wecken zu können, haben bessere Chancen, über einen längeren Zeitraum solche Einrichtungen erfolgversprechend benützen zu können.

1.3.1 Physiotherapie

Bei kürzeren Wiederherstellungsprozessen, in unserem Falle in der Geriatrie, stehen häufiger die Physiotherapie und die Person des Physiotherapeuten im Vordergrund. Man denkt wahrscheinlich an die Konsultation eines Physiotherapeuten speziell für Bewegungstherapie etwa nach Knochenbrüchen, nach Hüft- und Knieprothesen, zur Mobilisierung von bewegungseingeschränkten oder bettlägerigen Personen, bei Schmerzzuständen – besonders häufig bei Rückenschmerzen –, bei neurologischen Erkrankungen wie Schlaganfall und anderen Lähmungserscheinungen und bei degenerativen Krankheiten wie etwa Multipler Sklerose oder Morbus Parkinson. Dies kann stationär in Krankenhäusern und Kliniken oder ambulant erfolgen.

Allgemein kann gesagt werden, dass die Person des Physiotherapeuten in allen medizinischen Abteilungen eine begleitende und auch spezialisierte Funktion hätte und – je nach Organisation der jeweiligen Abteilungen – diese auch hat: von der Schwangerschaftsbegleitung bis zur Atemgymnastik, von der Frühmobilisation chirurgischer Patienten bis zum Handling von Frühgeborenen.

Man muss bedenken, dass die Rehabilitation eine relativ junge Sparte ist. Man kann erst seit der Mitte des vorigen Jahrhunderts davon sprechen, und erst in den sechziger und siebziger Jahren des vorigen Jahrhunderts wurden Therapiemethoden entwickelt und verbreitet. Immer noch haben wir eine Unschärfe des Berufsbildes des Physiotherapeuten und wenig Einheitlichkeit auf europäischer Ebene. Zum Enthusiasmus und der Hoffnung der siebziger und achtziger Jahre, dass sich begleitende rehabilitative Behandlungen in allen Abteilungen ausbreiten mögen, gesellt sich allerdings die realistische Endlichkeit der Ressourcen.

1.3.2 Begriffsbestimmung Rehabilitation

Ursprünglich stammt der Begriff aus dem Mittelalter (rehabilitatio), bedeutet Wiederherstellung und wird der Rechtssprache zugeordnet. Im juristischen Sprachgebrauch spricht man heute eher von Rehabilitierung. Der Begriff Rehabilitation wird heute fast ausschließlich im Sozial- und Gesundheitswesen verwendet.

Laut Weltgesundheitsorganisation WHO ist Rehabilitation „die Summe der aufeinander abgestimmten Maßnahmen, die darauf ausgerichtet sind, körperlich, geistig und/oder seelisch Behinderte bis zum höchsten individuell erreichbaren Grad geistiger, sozialer, beruflicher und wirtschaftlicher Leistungsfähigkeit herzustellen oder wieder herzustellen, damit sie einen angemessenen Platz in der Gemeinschaft finden."

Der Maßnahmenkatalog der Rehabilitation besteht entsprechend aus den folgenden Blöcken:

1. Medizinische Maßnahmen mit dem Ziel, eine bestehende Behinderung zu beseitigen, zu vermindern oder ihre Verschlimmerung zu verhüten.
2. Berufliche Maßnahmen, die den behinderten Menschen in die Lage versetzen sollen, erstmals einen Beruf, seinen früheren Beruf oder erforderlichenfalls einen neuen Beruf auszuüben.
3. Pädagogische Maßnahmen, die das Ziel verfolgen, behinderten Kindern und Jugendlichen die bestmögliche Erziehung und Bildung zu sichern.
4. Soziale Maßnahmen, die dem behinderten Menschen darüber hinaus die Eingliederung in die Gesellschaft ermöglichen sollen.

Es besteht also beim Thema Rehabilitation ein Zusammenspiel verschiedenster Faktoren, die zu tun haben mit der Schwere des Krankheitsbildes, mit Vitalität und Alter des Patienten, einem mehr oder weniger unterstützenden familiären Umfeld, mit Möglichkeiten, das Umfeld, den Arbeitsplatz und Wohnraum den Behinderungen des Patienten anzupassen, Hilfsmittel zu finden und architektonische Barrieren zu vermindern. Klar erscheint, dass verschiedenste Berufsbilder vernetzt am Prozess teilhaben.

1.3.3 Behinderung

Wie wir außerdem sehen, begegnen wir im Zusammenhang mit dem Begriff Rehabilitation immer wieder dem Begriff Behinderung. Der folgende Definitionsversuch dient hier dem Abstecken eines weiten schulischen Rahmens. Im Weiteren werde ich in dieser Arbeit soweit möglich ganz auf diesen Begriff verzichten, da ich den Schwerpunkt auf Integration und Interaktion legen möchte. Ich habe den Eindruck, dass selbst der Terminus Behinderung, so wie er in unserer Gesellschaft geprägt ist, eher Distanz schafft zwischen Betreuer und betreuten Personen.

„Als behindert gelten Personen, welche infolge einer Schädigung ihrer körperlichen, seelischen oder geistigen Funktionen soweit beeinträchtigt sind, dass ihre unmittelbaren Lebensverrichtungen oder die Teilnahme am Leben der Gesellschaft erschwert werden."[1]

Die WHO geht beim Terminus Behinderung von drei Begriffen aus: impairment (Schädigung), disability (Funktionsbeeinträchtigung) und handicap (Behinderung).

Der Begriff „Behinderung" ist also sehr komplex und dient oft nur zur Vereinfachung, um eine bestimmte Zielgruppe für medizinische, pädagogische oder gesellschaftliche Interventionen zu erfassen. Dabei können die jeweiligen Behinderungen von den verschiedenen Spezialisten auch unterschiedlich beurteilt werden.

In der Medizin gibt es noch keine eindeutige Definition. „Behinderung ist ein abstrakter Oberbegriff"[2]. Das „Behindertsein" eines Menschen ist ein komplexer Prozess von Ursachen und Folgen, unmittelbaren Auswirkungen, individuellem Schicksal und sozialen Konsequenzen[3].

Ein Mensch mit Behinderung ist nicht in allen Bereichen des sozialen Lebens gleich behindert. Selbst in einzelnen Lebenssituationen kann die Behinderung eine mehr oder weniger große Rolle spielen. Spricht man von Menschen mit Behinderung, denkt man an eine nicht nur vorübergehende Beeinträchtigung. Dennoch kann Behinderung durchaus auch ein Prozessbegriff sein, da eine Behinderung sich auflösen oder nachlassen kann: durch Heilung, durch eine gelungene Operation, durch entsprechende pädagogische Förderung oder durch das Eliminieren von behindernden äußeren Umständen (architektonische Barrieren). Umgekehrt kann eine Behinderung durch unzureichende Förderung oder bei fortschreitender Erkrankung schwerwiegender werden.

1.3.4 Medizinische Versorgung und Rehabilitation

Oft wird Rehabilitation in unmittelbarem Anschluss nach der Akutversorgung gesehen. Also etwa Vorsorge ⇨ eigentliche medizinische Versorgung ⇨ Rehabi-

---

[1] Bleidick 1999, S.15.
[2] Bleidick 1998, S.15.
[3] Bleidick 1998, S.12.

litation. In diesem Kontext wird die akute medizinische Versorgung als Basis und Mittelpunkt und irgendwie als natürlicher überlebenswichtiger Pfeiler der medizinischen Versorgung gesehen. In diesem Zusammenhang kann Rehabilitation als zusätzlicher, unter Umständen nicht absolut notwendiger Aufwand und als Zusatzbelastung gesehen werden – sei es für die öffentliche Hand, für das zuständige Pflegepersonal und eventuell auch für den Patienten selbst oder für dessen Angehörige. Dies gilt besonders für den geriatrischen Bereich und dort vor allem für die Langzeitpflege, für die schon kaum adäquate Ressourcen vorhanden sind und bei der die Erfolgsaussichten für eine Rehabilitation im klassischen Sinne (siehe Definition) nicht immer sehr groß sind. Zudem bringt es die eventuell verminderte Vitalität der Patienten mit sich, dass Heilungs- und Rehabilitationsprozesse langsamer vonstatten gehen und sehr viel Geduld von allen Beteiligten brauchen.

Bei der Basisversorgung steht die Sinnhaftigkeit des Handelns außer Diskussion. Häufig geschieht es, dass Essen, Waschen, Ankleiden und eventuell auch Heraussetzen vom Pflegepersonal unabhängig von der Physiotherapie und auch von der zusätzlichen Rehabilitation erledigt werden. Der Physiotherapeut ist es gewohnt, den Patienten sauber und eventuell schon auf dem Stuhl in Empfang zu nehmen. Seine Arbeit erscheint bis zu einem bestimmten Grad losgelöst von der Grundversorgung.

Jeder Physiotherapeut sollte jedoch einen geschulten Blick haben für das Nutzen von Restkompetenzen. Der Informationsaustausch mit dem Pflegeteam ist von größter Wichtigkeit. In diesem Sinne ist der Physiotherapeut ein „terapista della riabilitazione", wie er in Italien genannt wurde. In verschiedenen italienischen Schulen wurde eine gemeinsame Basisausbildung für Physiotherapie, Logopädie und Ergotherapie vermittelt, eine Spezialisierung erfolgte erst gegen Ende der Ausbildung oder erst nachher. Der gängige Abschlusstitel war „Terapista della Riabilitazione". In den letzten Jahren hat sich allerdings der Titel „Fisioterapista" durchgesetzt.

Jeder, der mit einem Patienten in Kontakt tritt, ist in verschiedenster Form ein Beteiligter. Der Therapeut sollte jedoch besonderes Augenmerk auf die Möglichkeiten des Patienten richten und insofern selbst eine Integrationsfigur sein. Er kann, was die Rehabilitation betrifft, ein Bindeglied zwischen den verschiedenen beteiligten Berufsgruppen sein und konstruktive Kommunikation fördern.

1.3.5 Die begleitende Haltung

So viel helfen, wie notwendig, so wenig helfen wie möglich. Dieses Grundprinzip der Rehabilitation wird jedem einleuchten. Verbleibende Restkompetenzen des Patienten sollen nicht verkümmern, indem wir ihm Dinge abnehmen, die er noch selbst leisten könnte. Die Würde der Person kann umso stärker ihren Ausdruck finden, wenn der Patient soweit wie möglich seine persönlichen Notwendigkeiten selbst verrichtet: alleine aufsteht, sich wäscht, sich anzieht, alleine isst – sofern er noch zu Hause ist – einkauft und so die Alltagsdinge in gewohnter Weise verrichtet.

Jeder weiß, dass wenn, einem alten Menschen Kompetenzen abgenommen werden, diese sehr schnell verkümmern. Dieses allgemeine Prinzip ist jedoch im Pflegealltag gar nicht so einfach umzusetzen, z.B. wenn es einige Minuten dauert, bis der Betroffene in einen Schuh schlüpft oder einen Pyjamaknopf öffnet – da greift man dann schon gelegentlich hin und erledigt das schneller.

Es ist wichtig, den rehabilitativen Gedanken nicht über ein Versorgungsdenken überzustülpen. Es geht um die Selbstverständlichkeit der Sinnhaftigkeit jeder Bewegung. Werden etwa Waschen und Aufsetzen vom Patienten und vom Pfleger als notwendiges Übel betrachtet, um von der liegenden Position in die sitzende Frühstücksposition zu kommen, wird es der Patient eben irgendwie über sich ergehen lassen, seine Passivität und eventuell seine Muskelverspannungen werden zunehmen. Der Betreuer wird versuchen, die Arbeit so flüssig, aber eben auch so schnell wie möglich von der Hand gehen zu lassen, um zum Ziel – in diesem Fall in die sitzende Position – zu kommen. Zusätzliche kommunikative Anstrengungen – also jene über die professionell korrekte Haltung, welche Begrüßung und Minimalinformation über das Geschehen mit einschließt, hinaus – werden als Zeitverlust erlebt, eventuell auch vom Patienten. Der Weg, um zum Ziel zu kommen, wird kaum aufgeschlüsselt wahrgenommen. Kann ein Patient zum Beispiel mit Mühe und Not ein Bein beugen, um eigenständig in ein Hosenbein zu schlüpfen, so macht dies für die Beteiligten Sinn. Wird diesem Patienten die Hose passiv angezogen, und der Physiotherapeut kommt dann, um mit dem Patienten das Bein zu beugen und zu strecken, ergibt dies wenig Sinn. So kommt es vor, dass während der Physiotherapie mögliche Bewegungsmuster oft kaum im Pflegealltag umgesetzt werden. Auch in ihrer zeitlichen Dauer sind die Therapieanstrengungen, wenn überhaupt vorhanden, meist nicht zu vergleichen mit den routinemäßigen anfallenden alltäglichen Bewegungsabläufen. Obwohl natürlich der Therapeut in der glücklichen Lage ist, sich eine bestimmte Zeit ganz auf den Patienten und seine (Rest)-Kompetenzen konzentrieren zu können.

Grundsätzlich geht es seitens des Therapeuten darum, eine Haltung einzunehmen, in der nicht die Hilfestellung, sondern der begleitende Aspekt im Vordergrund steht. Um die Person in ihrer Realität und mit ihren Kompetenzen zu bestätigen und eventuell neue zu ermöglichen, braucht es nicht nur eine Haltung, die es vermeidet, dass ihr selbst noch mögliche Bewegungsabläufe abgenommen werden. Wir müssen auch durch unsere Haltung Handlungen ermöglichen, die dem Patienten alleine nicht möglich wären. Dies heißt also: Grenzen immer neu ausloten, sinnvoll zusammenarbeiten und respektvoll mit den vorhandenen Kompetenzen umgehen und mit unserer aktiven Präsenz und eventuell auch unseren kompetenten Anweisungen Neues ermöglichen.

1.3.6 Rehabilitation integrieren

Rehabilitation integrieren heißt vor allem, dass für alle Beteiligten ein rehabilitatorischer Aspekt nicht als zusätzlicher Aufwand zu den Aspekten der Versorgung gesehen wird, sondern auf natürliche Weise in die Sinnhaftigkeit jeden Handgriffs einfließt. Dadurch wird mittel- und langfristig, oft auch kurzfristig, die Versorgungsarbeit erleichtert und wie selbstverständlich die Würde der Person respektiert. Zeitmanagement ist in diesem Zusammenhang immer wieder ein Thema und hat ohne Frage Auswirkungen auf die Qualität der Pflegepraxis.

Natürlich ist der Faktor Zeit nicht zu unterschätzen, und es müssen Kompromisse geschlossen werden – wenn etwa am Morgen zehn oder gar zwanzig intensiv Pflegebedürftige von zwei Pflegerinnen aus dem Bett gesetzt werden müssen, kann sicher nicht gut auf die (Rest-)Kompetenzen eines jeden Einzelnen eingegangen werden. Und natürlich ist das alles leichter gesagt als getan und zu behaupten, der Weg sei das Ziel, klingt hochtrabend und hilft im Pflegealltag nicht weiter. Aber bei Vielem geht es darum, einen anderen Blick zu bekommen und sich anders einzubringen. Und vor allem sollte man daran denken, dass es so in der Folge in verschiedenster Weise zu Zeitersparnis kommt: etwa wenn eine Patientin wieder alleine isst, wenn das Handling tadellos von einer Pflegekraft anstatt von zweien – und vor allem mit viel weniger Kraftaufwand – erledigt werden kann. Auch der Einsatz des Hebekrans ist zeitaufwendig und kann oft vermieden werden.

Rehabilitation in das eigene Handeln zu integrieren, heißt auch, dass eventuell verwendete Techniken und Handgriffe nicht als vorgefertigte Methode verstanden werden können, für die es ein Richtig und Falsch gibt. Diese Elemente müssen in das eigene Handeln übergehen, so dass sie überhaupt nicht als Technik erlebt werden. Nur dann werden sie auch wirklich umgesetzt. Dies braucht etwas

Zeit, aber vor allem eine persönliche Auseinandersetzung, d.h. sich einzulassen und auszuprobieren.

In vielen Pflegeheimen wird oft zusätzlich am Nachmittag „Animation" angeboten. Das ist gut, es ist jedoch zu bedenken, dass die beste Animation die sinnvolle Alltagsbewältigung ist, und es vor allem der Zusammenarbeit aller Beteiligten – Pflegepersonen, Ärzte, Therapeuten, Angehörigen und vor allem der Patienten selbst bedarf, um sie zu gewährleisten und zu fördern.

Schließlich möchte ich hier der Integration der Rehabilitation noch in einer anderen Facette Bedeutung beimessen. Im Idealfall funktioniert unser Körper mehr oder weniger lautlos und zu einem großen Teil unbewusst. Ich trete mit der Umwelt in Beziehung, kommuniziere, bewege mich fort, baue, pflanze, koche und esse usw. und erreiche so, dass ich in erster Linie mein Leben erhalte, so wie jedes Lebewesen danach trachtet, sein Leben zu erhalten; in zweiter Linie auch, um mich weiterzuentwickeln. An den Rückmeldungen und Widerständen der Außenwelt finden wir unser Maß, ein Maß, welches sich immer wieder neu finden muss und sich auspendelt an den gegebenen geografischen und materiellen Möglichkeiten, zwischen Kraft und Müdigkeit, zwischen Bewegungsfreiheit und Einschränkungen. Der Körper selbst tritt dabei eher in den Hintergrund. Er ist nur das Mittel meines Ausdrucks und meiner Kommunikation. Wenn ich schreibe, so gilt meine ganze Aufmerksamkeit den Gedanken und der Verwirklichung auf dem Papier. Würde ich dabei ständig meine Schulter spüren oder das Beugen und Strecken des Handgelenks, wäre das eher hinderlich. So habe ich im selbstverständlichen Tun wenig Bewusstheit meines Körpers.

Je ungehinderter ich als Ganzes mit meiner Umwelt in Beziehung treten kann, desto direkter kann ich mich ausdrücken. So gesehen ist ein Symptom, „eine Pathologie, etwas, das ein Hindernis, eine Resistenz, zur Entwicklung dieser Subjektivität darstellt"[1].

Empfinden wir einen Schmerz, oder haben wir auch nur einen Schuh, der drückt, so können wir nicht mehr ganz bei der Sache sein. Je stärker ein Schmerz, ein Gefühl oder ein anderer Störfaktor ist, desto mehr bindet er die Aufmerksamkeit an sich; ja, man könnte sagen, das ist seine Aufgabe: Ein akuter Schmerz, etwa wenn wir uns in einen Finger schneiden, zieht Blut und Endorphine an und schützt die Wunde, indem wir sie ruhig stellen, in einer geschützten Stellung halten und nicht reizen. Auch bei einer Grippe können wir kurzfristig unsere vielfältige soziale Einbindung nicht mehr, oder zumindest teilweise nicht mehr, gewährleisten. Wir werden von der ganzen Symptomatik

---

[1] Resseguier 2003, S. 8–9.

gezwungen, uns ins Bett zurückzuziehen, damit der Heilungsprozess sich in Ruhe entfalten kann.

Wird dauerhaft die Einbindung in die Welt weniger oder geht gar verloren, verringert sich die Lebensspannung, das Leben wird schwierig, es gibt keine Bestätigung und Genugtuung mehr.

„Wenn meine Schulter schmerzt, wird sie manifest, sie macht auf sich aufmerksam, sie materialisiert sich. Meine Bewegungen werden von diesem Auftauchen aus der Transparenz behindert. Die Rehabilitation hat als erstes Ziel, das, was sich tut, wieder zu integrieren und nicht ihm therapierend mehr Existenz zu geben. Das, was wieder hergestellt wird, ist nicht die Schulterfunktion, da eine Schulter an sich nicht existiert – sie ist eine Abstraktion – sondern das Funktionieren des ganzen Organismus. Der Rehabilitationsprozess muss ohne Unterlass zuerst diesseits agieren. Nicht gegen Hindernisse und Einschränkungen kämpfen, sondern der Person erlauben, sich im Vertrauen wieder zu finden, dann wird die Person in der Lage sein, zu spüren, was gut und was nicht gut für sie ist"[1]. Rehabilitation hat also zu tun mit Unmittelbarkeit. Eine gelungene Rehabilitation bringt wieder Integration, Transparenz und Selbstverständlichkeit des Körpers in der unmittelbaren Interaktion mit unserer Umwelt.

1.3.7 Sprache verleihen

In einem geriatrischen Kontext, besonders bei Langzeitpatienten, von dieser Transparenz, von dieser Unmittelbarkeit zu sprechen, ist sicher nicht einfach. Es zwickt und zwackt heute hier und morgen dort, und die Kraftressourcen sind dergestalt, dass man schon eher immer etwas mehr zurückstecken muss. Aber Vitalität und Lebensfreude nähren sich aus der vielfältigen und reichhaltigen Interaktion mit der Umwelt. Selbstverwirklichung heißt, einen Wirkungskreis zu haben, in dem wir uns ausdrücken können und über die Rückmeldungen wieder zu neuem Ausdruck animiert werden. Bewegungsmöglichkeiten, wenn auch eingeschränkte, sind Ausdrucksmöglichkeiten, geben der Person die Möglichkeit, mit ihrem Umfeld in Beziehung zu treten und fördern die Kommunikation. Der Körper ist das einzige Mittel, das ich habe[2]. Begriffe wie Lebens-

---

[1] Resseguier 2003, S. 8–9.

[2] „Denn der Leib ist schlechthin unser Gesichtspunkt zur Welt, der Gesichtspunkt aller Gesichtspunkte, den wir nicht nur faktisch nie je zu verlassen vermögen und der selbst immer uns zwingt Gesichtspunkte einzunehmen, sondern ohne den wir nicht mehr weltzugehörig, überhaupt nichts zu sehen vermöchten,…"; aus der Vorrede des Übersetzers zu Maurice Merleau-Pontys Phänomenologie der Wahrnehmung.

freude, Vitalität und Selbstverwirklichung in einem geriatrischen Kontext zu verwenden, mag gewagt und paradox und vielleicht auch deplaziert erscheinen, sind die Betroffenen doch tagtäglich mit dem Fehlen dieser Elemente konfrontiert. In einem Kontext, in dem sonst Schwäche und Schmerzen, Apathie und Bewegungsunmöglichkeit im Vordergrund stehen, ist es gerade notwendig, jenseits dieser vordergründigen Grundstimmung, die oft auf Langzeitabteilungen herrscht, einen Zugang zur Person zu finden. Sonst müssten wir uns auch einer vordergründigen Sprache ergeben, die da oft heißt: „Ich will nicht, ich mag nicht, ich kann nicht, und ich weiß auch nicht, warum ich noch sollte". Das heißt nicht, dass wir Schmerzen und Schwäche nicht respektieren oder denken sollten, wir könnten mit vitalem Auftreten einem Menschen, der am Ende seines Lebens steht, „frühlingshafte" Gefühle vermitteln, auch wenn die Lebendigkeit und Lebensfreude der Betreuerinnen sich durchaus positiv auf das Arbeitsklima auswirken.

Wenn wir aufmerksam sind, bekommen wir ein Gefühl dafür, welche Situation stimmig ist und welche nicht, mit welchem Verhalten wir auftreten können. Das gilt auch für unsere Sprache. Oft haben wir in der normalen zwischenmenschlichen Kommunikation ein gutes oder auch ein ungutes Gefühl während oder nach einem Gespräch. Wir haben vielleicht das Gefühl, zu wenig, zu viel oder das Falsche gesagt oder getan zu haben. Immerhin heißt das, dass wir wirklich an der Situation teilgenommen haben, dass wir da waren, sonst könnten wir dies nicht abschätzen – es war uns nur eben etwas zu wenig bewusst, um im Moment richtig zu reagieren. An dieser Präsenz müssen wir immer neu arbeiten.

Das pflegerische und therapeutische Umfeld menschlicher gestalten, heißt vor allem, es dem Anderen zu erlauben, sich auszudrücken, und eine Atmosphäre zu schaffen, so dass er sich ausdrücken kann. Dieses Erlauben entspringt einer Beziehung, in der jeder in erster Linie Mensch ist, dort entsteht Sprache. „Rehabilitieren heißt, wieder Sprache zu verleihen"[1], heißt der Authentizität des Subjektes Ausdrucks- und Aktionsmöglichkeit zu geben. Gelingt uns dies zumindest teilweise, werden wir beobachten können, wie Menschen an der Neige des Lebens sich aufgehoben und verstanden fühlen, wie sie dankbar die eigenen Kompetenzen ausschöpfen, die gegebene Situation besser akzeptieren und realistischer wahrnehmen. Auch bei schwerstens eingeschränkten Personen trägt die aktive und aktivierende Präsenz zu einem angenehmen, erfrischenden Arbeitsklima bei.

---

[1] Resseguier 2003, S. 8.

Die verbale Sprache ist dabei nur ein Aspekt menschlicher Kommunikation. Je besser wir uns ausdrücken können, desto eher haben wir das Gefühl, verstanden zu werden. Voraussetzung ist, dass jemand aufmerksam zuhört. Jeder Körper hat seine Sprache, um mit der Umwelt in Beziehung zu treten. Rehabilitativ denken heißt, diese Selbstverständlichkeit im Blick zu haben!

Fühlen wir uns verstanden mit unseren Einschränkungen und Möglichkeiten, mit unseren Symptomen und Schmerzen, ist dies die Basis für ein Grundvertrauen, nennen wir es Grundkomfort, innere Ruhe. Diese Ruhe wirkt auf das Pflegemilieu und die Therapeuten, und sie ist notwendig, damit Eingriffe gelingen und schnell heilen, damit Übungen und Medizin gut wirken können, damit das Essen schmeckt und die Schlafqualität gut ist. „Konvaleszenz beginnt, wenn sich dieser Grundkomfort einstellt"[1]. Die Eigenverantwortlichkeit des Patienten und sein Gefühl dafür, was gut und nicht gut für ihn ist, werden sich so in natürlichem Einklang finden. Sinnstiftung, Lebendigkeit und Lebensfreude können so zu Elementen werden, die für alle beteiligten Berufsbilder eine gemeinsame und konkrete Basis bilden.

1.4 Heilung

Spricht man von Rehabilitation, so spricht man von Wiedereingliederung und Wiederherstellen. Implizit im Blick hat man immer die Unterstützung eines Heilungspotentials. Dieses Heilungspotential steht allerdings im geriatrischen Bereich eher im Hintergrund. Gerade deshalb möchte ich es für unser Handeln und Tun ansprechen.

Der große Terminus Heilung hat eine weite und tiefe Bedeutung. Im Deutschen spielt nicht zuletzt ein religiöser ganzheitlicher Aspekt hinein. Die Wurzel des Begriffes finden wir in Heiland und Heiligen und in Heilig Abend. Wir gehen zu einem Heilpraktiker oder zum Heilgymnasten, wie der Physiotherapeut oder Krankengymnast in Deutschland auch genannt wird; wir sind heilfroh, wenn Heilpflanzen ihre Heilkraft entfalten; wir haben oft ein heilloses Durcheinander, mögen keine scheinheiligen Leute und auch nicht in eine Heilanstalt eingeliefert werden und werden ungern an die Verunglimpfung des Begriffes in der Nazivergangenheit erinnert. Nicht alles ist heilbar. Die Heilungsdauer kann nur geschätzt werden. Wir sind nochmals heil davon gekommen, und wir suchen unser Heil, aber nicht alle glauben an die gleiche Heilsbotschaft.

---

[1] Resseguier 2003, S. 9.

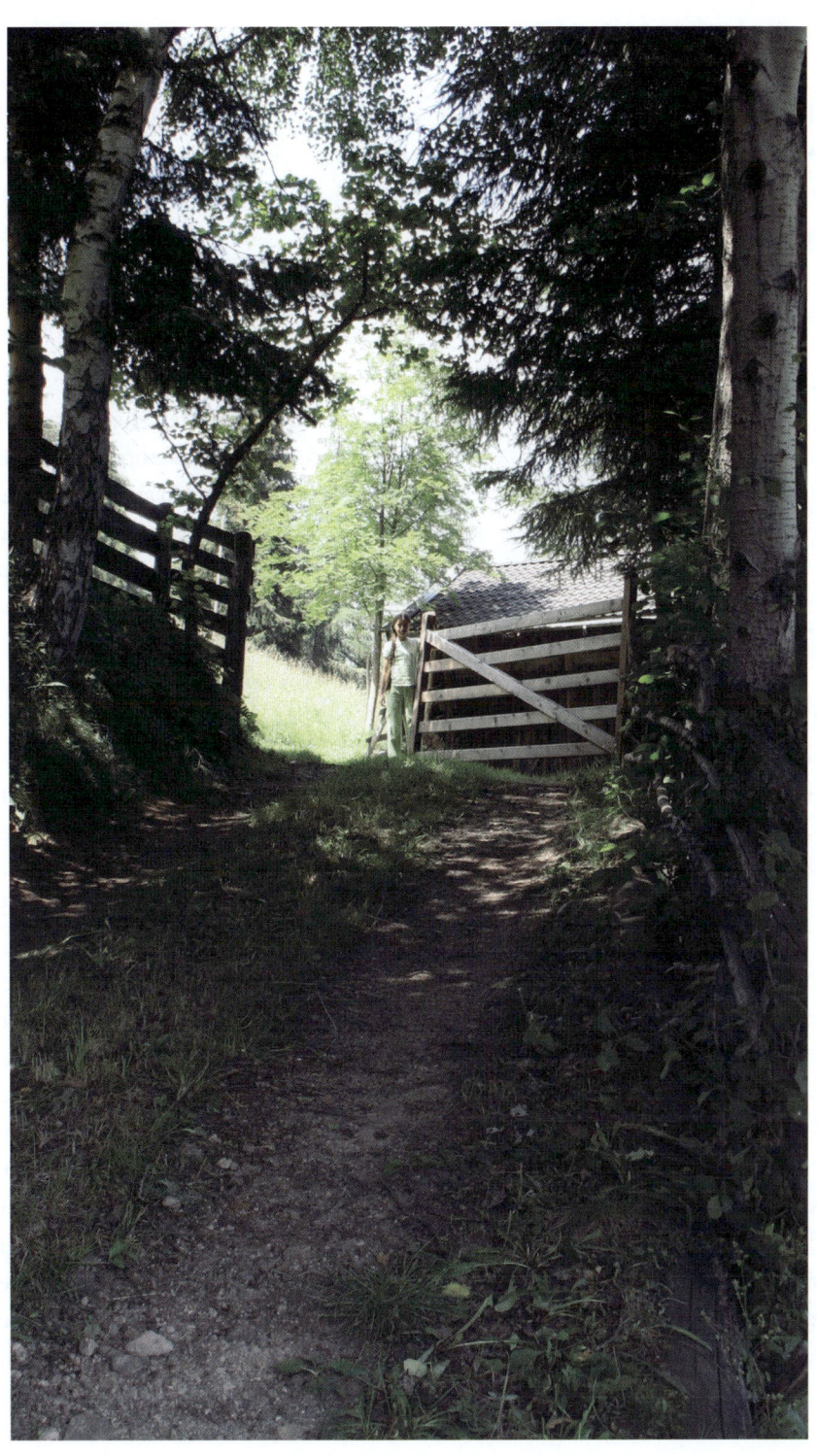

Heil sein heißt so viel wie ganz sein, und als geheilt gilt eine Wunde, wenn sie verschlossen ist. Heil sein ist aber mehr als nur „nicht krank zu sein", genauso wie Gesundheit, laut WHO, mehr ist als die Abwesenheit von Krankheit. Andererseits hängt das Heilsein nicht unbedingt davon ab, ob man „pumperlgesund" ist. Der Begriff Heilung hat auf alle Fälle eine große Faszination, ist er doch aufs innigste mit Leben und Tod verbunden.

Jeder Körper durchläuft, solange er lebt, Auf- und Abbauprozesse. Leben ist in jedem Augenblick Transformation und Bewegung. Dabei sind die Abbau- und Ausscheidungsprozesse für das dynamische Gleichgewicht aller physiologischen Prozesse nicht unwichtiger. In den flüssigen Teilen, wie Blut und Lymphe, ist die Geschwindigkeit des Prozesses größer als in festeren Bestandteilen, wie etwa den Knochen. Sind zu große oder zu vitale Körperbereiche geschädigt oder ist die Lebenskraft zu schwach, kann das Heilungspotential nicht ausreichen, um das Leben zu erhalten. Je jünger und vitaler ein Mensch, desto besser laufen Aufbau- und Heilungsprozesse ab. Aber auch bei Sterbenskranken versucht der Körper noch, seine Integrität zu wahren, Wunden zu schließen und Abbauprodukte auszuscheiden.

Je höher differenziert ein Zellsystem ist, desto schwieriger ist es, dieses zu ersetzen. Aber immer scheint die Wiederherstellung einen „magischen Plan" zu verfolgen. Jeder Körper hat eine Grundinformation, ein Bild von sich, eine Vorstellung von Ganzheit, die er zu erhalten sucht. Bis zu einem gewissen Grad kann man die Erklärung in den Genen suchen, auch wenn die Formdifferenzierung, die aus einer befruchteten Zelle entsteht, alles andere als entschlüsselt ist[1].

Faszinierend ist es zu beobachten, wie sich etwa ein Regenwurm regeneriert oder eine Eidechse ihren Schwanz bei Abtrennung erneuern kann. Diese Faszination spielt wahrscheinlich auch in die zurzeit intensiv geführte Diskussion um die Stammzellenforschung hinein. Stammzellen sind Zellen, die noch Differenzierungspotential haben. Beim Menschen kann zwar kein ganzer Arm nachwachsen, aber immerhin ein gutes Stück der Leber. Züchten lassen sich jetzt schon ziemlich gut Knorpelformationen und auch Organteile, Haut ohnehin. Die Regenerationsmedizin macht große Fortschritte. Einige Organe und Gelenke können ersetzt oder ausgetauscht werden, die Galaxie Mensch wird immer genauer erkundet, und die Lebenserwartung in den Wohlstandsländern steigt ständig. Einmal abgesehen von den biblischen Zeiten rund um Methusalem (Genesis), gehen Wissenschaftler jetzt von einem Lebenspotential um die 120 Jahre aus. Das ist schon beachtlich, verglichen auch mit der nur etwa 35 Jahre bestehenden

---

[1] Sheldrake 1998.

Reproduktionsfähigkeit der Frau. Aber jeder stirbt eines Tages, und diese Gewissheit gehört zum Wunder Leben. Die meisten Menschen möchten alt werden, also nicht jung sterben. Viele Menschen sind heutzutage auch im fortgeschrittenen Alter noch sehr mobil und rüstig. Sie nehmen am Gesellschaftsleben teil und werden dann lieber als Senioren oder Pensionisten bezeichnet denn als alte Menschen.

Rehabilitation im Alter kann natürlich je nach Pathologie in Bezug auf alle möglichen Bereiche nützlich und notwendig sein. Heilungsdauer und Prognosen müssen bei einem guten Allgemeinzustand der Patienten nicht sehr verschieden zu denen jugendlicher Patienten sein. Aber in einem geriatrischen Kontext von Heilung zu sprechen, insbesondere bei Langzeitpatienten, bekommt eine andere Färbung. Multiple und chronische Erkrankungen und verschiedene andere Faktoren beeinflussen im Alter den Wiederherstellungsprozess häufiger als bei jüngeren Personen. Wir finden Bewegungseinschränkungen oder Bewusstseinseinschränkungen bis hin zur Demenz, Schwäche und geringe Motivation, physiologische Störungen wie Durchblutungs- und Kreislaufstörungen und Diabetes, Abnutzungserscheinungen wie Arthrose und Osteoporose und andere Gelenkprobleme vor. Diese Elemente beeinflussen zum Beispiel die Prognose bei Personen, die mit einem Schlaganfall, dem Parkinsonsyndrom oder mit einem Oberschenkelhalsbruch zur Rehabilitation kommen.

Für die Rehabilitation besonders zu erwähnen sind Schlaganfallpatienten, für die es viel Geduld von Seiten aller Beteiligten bedarf, damit sie wieder zum Gehen oder zumindest zu einer teilweisen Selbstständigkeit kommen. Eine therapeutische Betreuung braucht es auch bei anderen neurologischen Ausfällen und Lähmungserscheinungen, bei Amputationen oder bei Gleichgewichtsstörungen. Selbstverständlich werden Menschen mit Hüft- und Knieprothesen physiotherapeutisch betreut.

Stürze durch Unsicherheiten beim Gehen sind im Alter häufiger und haben bedingt durch das weniger elastische Gewebe und Osteoporose häufiger ernste Folgen, z.B. Frakturen der Oberschenkel, des Beckens und von Wirbeln. Hier gibt es bei angemessener medizinischer Behandlung und rehabilitativer Nachbehandlung durchaus gute Prognosen.

Schmerzzustände, etwa Rückenschmerzen, eine Lungenentzündung, ein notwendiger chirurgischer Eingriff oder eine starke Grippe können im Alter zur Bettlägerigkeit führen, aus der sich der Betroffene oft selbst nicht mehr befreien kann. Auch hier ist es wichtig, schrittweise Hilfestellung zu leisten.

Bei degenerativen Krankheiten geht es oft darum, die Selbstständigkeit so lange wie möglich zu erhalten und Restmöglichkeiten auszuschöpfen, wie bei Parkinsonpatienten. Kontrakturen sind in Grenzen zu halten und Schmerzzustände zu lindern. Zumindest muss der Patient lernen, damit umzugehen – um nur die häufigsten Indikationen für Physiotherapie im Alter aufzuzählen.

Den letzten Lebensabschnitt zu begleiten, heißt aus rehabilitativer Sicht, sich im Einklang mit den Möglichkeiten der Situation zu bewegen, und realistisch, sich jeden Tag neu einzustellen, heißt auch, oft keine großen Programme durchführen zu können, aber sich umso mehr am Machbaren zu erfreuen.

Wir können Voraussetzungen und ein Umfeld schaffen, in welchem Heilung möglich wird, in welchem sie gefördert und unterstützt wird. Und wir können auf eine Atmosphäre achten, in der sich jemand in seiner Konvaleszenz aufgehoben und verstanden fühlt.

Den Menschen in seinem natürlichen Schwächerwerden zu begleiten, kann durchaus große Genugtuung geben, ein Gefühl von einem guten Abschluss und von Ganzheit vermitteln. Die Freude an der gestundeten guten Zeit ist nicht geringer als bei Genesungsprozessen jüngerer Menschen und wird oft hoch geschätzt.

Es geht um das bestmögliche Wohlbefinden, um Zufriedenheit und einen Grundkomfort, der nicht abhängig ist vom objektiven Status der Person. Es geht um Konvaleszenz, die den Menschen in seinem inneren Selbstverständnis bestätigt, und in der er sich wieder findet. Die Konvaleszenz ist ein Weg, der den kranken Menschen schrittweise zur Integration eines grundsätzlichen Wohlbefindens bringt. Es interessiert also nicht unbedingt die objektive Besserung des Zustandes, sondern der Grad des Wohlbefindens, den wir erreichen können. Wir haben vielleicht einen leidenden Kranken mit guten Analysewerten und andererseits einen Sterbenden vor uns, der sich geborgen fühlt, ruhig ist und auf die Frage, wie er sich fühle, mit „gut" antwortet.

Wenn wir mit Jung sagen, dass es das Ziel unserer Lebensparabel ist, wieder zur Ruhelage zurückzukehren[1], heißt das nicht so sehr unsere Erwartungen in Bezug auf die Rehabilitation zurückzuschrauben, sondern Menschen in einer schwierigen Lebensphase zu begleiten, in der die Freude an der gestundeten Zeit durchaus gepaart sein kann mit einer großen Portion Realismus. Gelingt es, diese Phase im Einklang mit den gegebenen Möglichkeiten zu leben, finden sich durchaus Ruhe, Zufriedenheit und Akzeptanz und auch Dankbarkeit im Rückblick. Es ist für den alten Menschen nicht einfach, Fähigkeiten und Kompetenzen sowie soziale Einbindungen eventuell für immer aufzugeben. Ein verzweifelter Kampf gegen das Unausweichliche, der nicht immer ganz bewusst ausge-

---

[1] Jung-Lesebuch 2000, Kapitel Seele und Tod.

tragen wird, kann Schmerzen und Depression verstärken. Hier mit den verbliebenen Kraftreserven täglich zu verhandeln, loszulassen und doch mit der verbleibenden Kraft sich sinnvoll einzubringen, ist ein Balanceakt, den man als etwas jüngerer Mensch nur bewundern kann. Schafft man das, bringt das eine bestimmte Gelassenheit und den realistischen Umgang mit den verbliebenen Kompetenzen.

1.5 Aufmerksamkeit

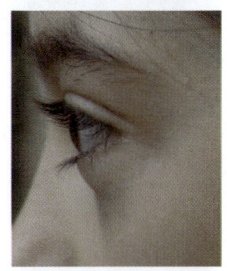

Stellen Sie sich vor, Sie sitzen in einem Theater oder auch in einem Autobus, und jemand schaut Sie von der Seite oder auch von hinten ganz gezielt an: Wenn Sie nicht zu sehr abgelenkt sind, wird es nicht lange dauern, und Sie werden sich mit großer Wahrscheinlichkeit umdrehen, da Sie spüren, dass Sie von einem Blick getroffen wurden[1]. Wie lässt sich so ein Phänomen erklären? Was passiert in unserem Körper, wenn jemand seine Aufmerksamkeit auf uns richtet? Wie wird meine Aufmerksamkeit geweckt, wie wird sie geschult?

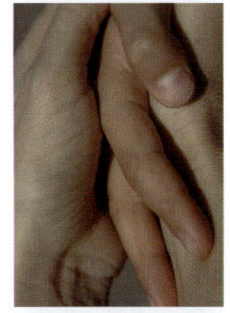

Die Entscheidung, in dieser Arbeit ein Kapitel der Aufmerksamkeit zu widmen, mag vielleicht auf den ersten Blick etwas verwundern. Natürlich werden wir in den Berufen im Gesundheitswesen geschult, aufmerksam und achtsam zu sein, soziale Kompetenz zu entwickeln und auf den anderen einzugehen. Wir haben eine bestimmte Menge an „rechtlich" geschuldeter Aufmerksamkeit zu erbringen, ohne die uns fahrlässiges Handeln oder Unterlassung der Aufsichtspflicht unterstellt werden könnte. Aber „Die Aufmerksamkeit gleicht dem Salz in der Suppe, das unentbehrlich ist, von dem man aber kaum Notiz nimmt"[2]. Sie scheint in ihrer Selbstverständlichkeit im Hintergrund zu stehen, abhängig vom guten

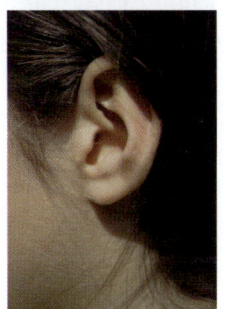

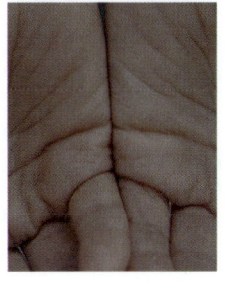

---
[1] Sheldrake 2006.
[2] Waldenfels 2004, S.15.

Willen, der natürlichen Disposition und vielleicht dem Grad der Müdigkeit des Einzelnen. Dieser Zustand der mehr oder minder großen Wachheit und Präsenz, der allem Lernen und aller Interaktion zugrundeliegt, ist ein recht flüchtiger. Er lässt sich schwer beschreiben und auch nicht leicht üben. Gerade in der Geriatrie und besonders auf Langzeitabteilungen, denke ich, müssen wir uns aber besonders mit dieser Flüchtigkeit auseinandersetzen. Vielleicht kann das Ansprechen einiger Aspekte der Aufmerksamkeit doch helfen, ab und zu innezuhalten, zu spüren und zu beobachten. Dann wäre der Zweck dieser Überlegungen schon erreicht.

Die Frage, ob „Aufmerksamkeit ein Geschehen, ein Ereignis, ein Akt, eine Disposition, ein Können, eine Pflicht (oder) ein Geschenk"[1] ist, kann wahrscheinlich so nicht gestellt werden, aber hilft uns, einige Merkmale aufzuschlüsseln.

Aufmerksamkeit ist die Basis, damit Erfahrung nicht chaotisch ist. Wir geben Eindrücken Vorrang, damit sie gewertet und verarbeitet werden können. Bereits Aristoteles war sich bewusst, dass stärkere Eindrücke schwächere verdrängen und verweist somit schon auf Aufmerksamkeitskonflikte. Immerhin hatten die Griechen auch schon einen Ausdruck für Aufmerksamkeit[2], den man im Deutschen etwa mit Zuwendung übersetzen könnte.

Augustinus hingegen hat sich mehr mit dem Willensakt beschäftigt, den Blick auf Wesentliches zu konzentrieren und von Zerstreuungen abzuwenden. Aber er sah auch, dass diese Herrschaft des Willens nicht so leicht gelingen will und es in schwierigen Lagen höchstens zu einer Duldung kommt. Er unterschied dabei kaum die „attentio" von der „intentio", also die Aufmerksamkeit von der Absicht. Aber der lateinische Begriff „attentio", der dann von allen lateinischstämmigen Sprachen übernommen wurde, hat in seiner Wurzel die „tensio", die Spannung. Wir können durchaus sagen, dass der Aufmerksamkeit eine Spannung innewohnt. Wenn wir im Kräftefeld des Gegenwärtigen bewusst oder unbewusst gefangen sind, driften wir nicht so leicht in eine Gedankenwelt, die uns an Vergangenes oder Zukünftiges bindet. Ist etwas „spannend", können wir unsere Aufmerksamkeit leicht halten, eventuelle Müdigkeit verfliegt. Und mit einer ganz konkreten Spannung zu tun hat übrigens auch das lateinische „pensare" (denken), ursprünglich ein Abwägen, ein an die Waage hängen, also ganz materiell ein Gewicht verleihen.

Aufmerksamkeit kann uns aufgezwungen werden, durch einen Blitz, einen Knall, einen Schrei, und hat hier fast etwas Schockartiges. Auch ein akuter

---

[1] Waldenfels 2004, S. 9.
[2] Prosechein, bei Waldenfels 2004, S.17.

1.5 Aufmerksamkeit

Schmerz drängt sich unentrinnbar auf. Aufmerksamkeit kann auch gezielt gerichtet werden, wir sprechen auch von selektiver Aufmerksamkeit. Wir beobachten, kontrollieren, untersuchen und überwachen. Wir schulen unsere Sinne mit Hinhören, Hinsehen, Abtasten und Abschmecken. Es gibt eine hintergründige Wahrnehmungsbereitschaft, eine Vigilanz, wie die Mutter, die beim leisesten Geräusch des Kindes aufwacht. Es gibt eine unterschwellige Aufmerksamkeit, der zufolge uns erst im Nachhinein bewusst wird, dass wir etwas wahrgenommen haben. Es gibt Reize, an die wir uns gewöhnen, und die wir dann nicht mehr wahrnehmen, und Vieles, was unbemerkt bleibt, kann trotzdem im Nachhinein aus dem Gedächtnis geholt werden. Umgekehrt prägt sich etwas, das mit wenig Aufmerksamkeit gemacht wird, nicht ein, und so gehen wir vielleicht noch einmal zurück, um zu schauen, ob wir ein Fenster geschlossen haben oder nicht.

Etwas ist merkwürdig oder auffallend, aber was dem einen höchst bemerkenswert erscheint, ist für den anderen absolut unauffällig. Eine aufmerksame Pflegekraft bemerkt vielleicht, dass ein Patient bleicher oder rosiger aussieht oder auch, dass dieser kein Wasser mehr hat. Wir legen unser Augenmerk auf etwas, wir hören genau hin, wir haben ein Ohr oder ein Auge für etwas, etwas ist augenfällig oder unüberhörbar, wir fühlen uns angesprochen, und wir haben etwas im Blick.

Aufmerksamkeit ist ein Schwellenphänomen. Das Überqueren dieser Schwelle kann uns aufgedrängt oder kann – mit allen Zwischenschattierungen – durch einen bewussten Akt gesetzt werden. Es geht also nicht so sehr um das Bewusstsein selbst, sondern um den Prozess des Bewusstwerdens. Leibniz meinte, der Übergang von unmerklicher Wahrnehmung zu bewusster und reflektierter Perzeption zeichne den menschlichen Geist vor tierischen Lebewesen aus.

Der Spannungsbogen der Geschichte der Aufmerksamkeit reicht sicher von der biblischen Tugend der Wachsamkeit (Mt. 25, Lk. 12) bis hin zur Reklameindustrie, die in allen Facetten studiert, wie man den Kunden anspricht und bis zu den neurologischen Studien über die so genannten Aufmerksamkeitsdefizite, die bei Kindern weit verbreitet scheinen.

Aber die Flüchtigkeit der Aufmerksamkeit ist vielleicht mit ein Grund, weshalb sie im Verhältnis zu anderen grundlegenden Themen in der Philosophie, wie etwa dem Willen oder der Wahrnehmung, lange Zeit eher ein Mauerblümchendasein gefristet hat.

In der Philosophie des 20. Jahrhunderts allerdings war die Auseinandersetzung mit diesem Thema eine grundsätzliche Frage. In der philosophischen Strömung, die man als Phänomenologie bezeichnet, geht es um eine Haltungsänderung gegenüber der Wirklichkeit: Ich enthalte mich zunächst jeder Interpretation und lasse die Welt auf mich wirken. In dieser unmittelbaren Wahrnehmung der Wirklichkeit kommt es zu einer Überwindung der Zweiteilung der Welt in subjektiv und objektiv[1]. Diese Haltungsänderung führt zur Feststellung, dass die Welt in ihrer Reichhaltigkeit immer nur die meine ist. Wissen wird dabei nicht zugunsten einer banalen Naivität in den Hintergrund gestellt. Aber Wissen und Erfahrungswerte verschiedener Menschen können sich nie ganz decken. So hat am Ende jeder seine Welt. Meine Sicht der Dinge ist die einzige, die ich habe. Sie wird gespeist von meinem soziokulturellen Hintergrund, von meinen Erfahrungen und von meinen Erbanlagen.

Auch in der wissenschaftlichen Forschung hielten schließlich solcherlei Überlegungen Einzug, speziell in der Physik, und man sah, dass ein Experiment nie losgelöst von seinem Betrachter zu sehen ist. Mit einer „phänomenologischen" Haltung erhalte ich Erfahrungswerte und Wissen, die nicht aus Interpretation und Wertung einer Situation entstehen, sondern durch unmittelbare Eindrücke. Die Menge der wahrnehmbaren Elemente wird mit dieser Haltung ganz gezielt und bewusst erhöht und erweitert. Wissen und angesammelte Erfahrungswerte werden in der konkreten Anwendung in den Dienst dieser sehr direkten und präsenten, gegenwartsbezogenen Haltung gestellt. Was die zwischenmenschlichen Beziehungen betrifft, versteht sich von selbst, dass diese bewusste Präsenz einen ganz besonderen Stellenwert hat und in den phänomenologischen und ethischen Überlegungen der Philosophen besonders ausführlich ausgearbeitet wurde. Empathie und eine Beziehung, in der sich „die Bewegung von mir zum Anderen in der Tiefe ereignen muss"[2], werden ausführlich philosophisch thematisiert. In der Unmittelbarkeit wird der Mensch am Du zum Ich. „Alles wirkliche Leben ist Begegnung"[3].

Auch in der Neurologie findet die Aufmerksamkeit erst in den letzten Jahren größere Beachtung. Mit den neueren dynamischen Untersuchungsmöglichkeiten der Gehirnaktivität bekommt sie allerdings einen besonderen Stellenwert. Für den Neurologen gilt, „dass Maßnahmen, die die Aufmerksamkeit verbessern, zu messbaren Veränderungen der neuronalen Aktivität (…) führen und dass diese Veränderungen für das Einspeichern der bearbeiteten Inhalte entscheidend sein können. Die Bedeutung von Aufmerksamkeit und Motivation für therapeutische

---

[1] Die Zweiteilung der Welt in subjektiv und objektiv spielte in der Philosophie und den Wissenschaftstheorien der vergangenen Jahrhunderte seit Descartes eine dominante Rolle und wird in vielen Bereichen immer noch nur zögernd überwunden.
[2] Lévinas 2002, S.169.
[3] Buber 2004, S.12.

1.5 Aufmerksamkeit

Bemühungen kann daher nicht hoch genug eingeschätzt werden"[1]. Erwähnt sei, dass man in der Neurologie von selektiver Aufmerksamkeit spricht, um sie von einer allgemeinen Aktivierung des Gesamtsystems im Sinne von erhöhter Wachheit zu unterscheiden.

Ob eine Zelle einen Impuls weiterleitet und in welcher Frequenz, hängt vom Reizpotential ab, das sich aus der Summe aller fördernden und hemmenden Verbindungen ergibt. Ob ein Element „reizend" genug ist, um die Schwelle zu unserer Aufmerksamkeit zu übertreten oder zumindest eine messbare neuronale Aktivität zu erwirken, wird von vielen Neurologen als emotional kompetenter Stimulus bezeichnet[2]. Bei einer erhöhten Wachheit scheint die emotionale Komponente eine große Rolle zu spielen. Es werden mehr Eindrücke gespeichert, wenn eine Situation besonders signifikant ist: Wir erinnern uns an viele Einzelheiten – auch des Umfeldes – bei Ereignissen, die eben einen Eindruck hinterlassen, ein Unfall, eine Geburt, eine Hochzeit oder ein mit Mühe erwanderter Berggipfel.

Für einen älteren Menschen können variierende optische oder akustische Eindrücke entweder stimulierend oder überreizend wirken. Jeder Eindruck, ob Licht, Stimmen, Berührung oder Lagewechsel, muss vom Patienten bewusst oder unbewusst verarbeitet werden. Eine ähnliche Geräuschkulisse und gleichmäßige Essens- und Schlafrhythmen geben dem Organismus Sicherheit und Ruhe und erlauben es ihm, sich auf neue Situationen einzustellen. Dies ist eine Basis, die zum Grundkomfort beiträgt, und von der aus eine Stimulation bewusst eingesetzt werden kann. Diverse neurologische Studien zeigen, wie eben dann erst signifikante neue Eindrücke das Nervensystem stimulieren. In diesem Kontext hat Routine eine nicht zu unterschätzende Bedeutung.

Achtsam sein heißt nicht unbedingt, besonders sachte aufzutreten, sondern die jeweilige Situation konzentriert zu erfassen. Das kann bei einem besonders schwachen Patienten schon bedeuten, dass äußere Eindrücke, Geräusche und Gebärden eher gedämpft werden. Ob etwas stimulierend oder als Reiz wirkt, hängt von der zu verarbeitenden Menge der Eindrücke und vom Aufmerksamkeitspotential ab, welches die Verarbeitungskapazität erhöht.

Lernprozesse finden in dem schmalen Spannungsstreifen zwischen Unter- und Überforderung statt. Um in der Rehabilitation (Rest-)Kompetenzen anzusprechen, gilt es auf diesem Grat zu wandern. Aufmerksamkeit kann nur hier gehalten werden und ist das notwendige Mittel, um die Grenze zwischen Unterforderung und Überforderung immer wieder auszuloten. Wird jemand überfordert,

---

[1] Spitzer 2005, S.116.
[2] Z.B. bei Damasio 2005.

kann das Angst, Verkrampfungen, aggressives oder ablehnendes Verhalten und auch ein Kollabieren zur Folge haben. Wird jemand unterfordert, nimmt die Apathie zu, Kompetenzen verkümmern, die neurophysiologische Aktivität wird weniger, und eine Situation wird als langweilig erlebt. *Im gerontologischen Kontext ist es leider so, dass Unter- und Überforderungen überwiegen, und dass nur für kurze Zeitabschnitte wirklich am Möglichen gearbeitet wird.*

Um einen Lernprozess handelt es sich auch beim Schulen unseres Körperbewusstseins im täglichen Tun. Damit ich ein Gefühl dafür bekomme, wie mein Gewicht und das des Patienten gelagert ist, wie ich mit Einsatz meines ganzen Körpers Gewicht ausgleichen oder stützen kann, muss ich genau hinspüren. Während ich mit den Händen arbeite und mit dem Patienten kommuniziere, muss ich auch spüren können, ob meine Füße oder meine Knie die Beine des Patienten sicher stützen oder nicht. Ich muss auch erfassen, ob ich beim „fest zupacken" nicht doch dazu tendiere, die Fingerspitzen einzukrallen, oder ob ich dem Patienten genügend Bewegungsspielraum gebe oder nicht. Anfangs ist dies nur möglich, wenn wir Schritt für Schritt die Aufmerksamkeit zu den verschiedenen Körperzonen lenken, um dann mit der Zeit ein unterschwellig wacheres, global erhöhtes Körperbewusstsein zu bekommen. Dazu müssen wir ja auch immer noch unsere Interaktion mit den Patienten wahrnehmen. Dabei sind wir gezwungen, mit unserem ganzen Körper präsent und bei der Sache zu sein. Ähnliche Lernprozesse finden sich in vielen Sportarten, aber auch im Lernen einer komplexen Aktivität wie dem Autofahren. Haltungsänderungen und eine Integration von neuen Bewegungsmustern können nur stattfinden, wenn wir die Tiefensensibilität wecken, die normalerweise unbewusst ihren Dienst tut. Unsere Fertigkeiten werden bei dieser bewussten Schulung zwar verbessert, so dass viele Handgriffe mit neuer Selbstverständlichkeit ablaufen, aber im Grunde hört dieser Lernprozess nie auf, jede Situation ist immer wieder neu.

Solche Lernprozesse sollten uns bewusst sein, wenn wir dem Patienten vermeintlich sehr einfache Vorschläge entgegen seinen gewohnten Bewegungsmustern und Alltagshandlungen unterbreiten. Wenn ein alter Mensch lernen muss, sich anders im Bett aufzusetzen, als er es immer gewohnt war, oder er lernen muss, gar mit Krücken zu gehen, braucht es Geduld und vor allem ein ruhiges, geduldiges Vorgehen.

Aufmerksamkeit hat ganz offensichtlich eine Auswirkung auf andere. Einerseits natürlich über die Sinnesorgane, indem ich durch Ansprechen, Anfassen und Ansehen die Aufmerksamkeit des Anderen errege. *Jedes „Guten Morgen" und besonders die Anrede mit dem eigenen Namen bestätigt die Person in ihrer Existenz.* Jeder Blickkontakt erhöht die Wachsamkeit und jede Berührung eines Körperteiles erhöht die Informationsmenge, die dieser dem Gehirn liefert und somit die Wachsamkeit. Jenseits dieser direkten Kommunikationsebenen der Sinnesorgane scheint unsere Präsenz auch eine unterschwellige, beruhigende und zugleich animierende Wirkung zu haben. Ob man das in der Physik nun mit elektromagnetischen Feldern oder mit so genannten „morphischen" Feldern erklären will, wo „durch Aufmerksamkeit und Absicht unser Geist sich in die Welt jenseits unseres Körpers erstreckt"[1], ändert nichts am gespürten Effekt.

In einer Studie an der chirurgischen Abteilung des Krankenhauses von Ceres in Brasilien wurden statistisch signifikante Erhebungen zu den Auswirkungen einer bewussten Präsenz auf verschiedene physiologische Parameter während und nach einem chirurgischen Eingriff in Narkose gemacht. Mit bewusster Aufmerksamkeit und Präsenz begleitete Personen in Anästhesie während eines chirurgischen Eingriffes weisen statistisch signifikante Unterschiede zu einer normalen Kontrollgruppe auf. Verschiedene physiologische Parameter wie Blutdruck und Cortisolspiegel bleiben deutlich stabiler, und die Personen erholen sich schneller. Aufmerksamkeit und Präsenz haben offensichtlich eine Auswirkung jenseits der bewussten Wahrnehmung.[2] Irgendwie haben wir es als Kinder immer schon gewusst. Aktive Präsenz tut gut, bei Mama im Arm tut's gleich weniger weh.

Aufmerksamkeit kann zwar geschult werden, wird aber gerade im geriatrischen Bereich harten Prüfungen ausgesetzt. Aufmerksamkeit bedeutet, wach und lebendig zu sein. Sie ist leichter zu halten, wenn uns etwas anspricht und anregt und interessiert, wenn wir frisch und nicht müde sind.

In einem Kontext, in dem Lebendigkeit und Lebensfreude Mangelware sind, in dem Menschen oft kaum mehr Wünsche äußern und entscheiden, was gut und nicht gut für sie ist, in dem depressive Gestimmtheit – zumindest nach der Menge der verwendeten Psychopharmaka zu urteilen – allgegenwärtig ist, bekommen Achtsamkeit und Präsenz in ihren vielfältigen und teilweise unbewussten Formen und Wirkungen einen besonderen Stellenwert.

Kinder strahlen, sagt man, ein Kind in einer Wiege zieht alle Aufmerksamkeit rundherum auf sich. Alte Menschen haben oft Augen, die leuchten und etwas von einer vergangenen Zeit erzählen. Aber oft ist das Licht erloschen, und wenig zieht uns an. Schon eher sind große Barrieren zu überwinden, um zur Person zu kommen. Es gibt Geruchsbarrieren, etwa bei Inkontinenz oder starkem Körpergeruch. Andere etwa stoßen immer gleiche Laute aus oder rufen ständig, sodass wir schon nicht mehr hinhören. Wieder andere sind aggressiv oder schimpfen

---

[1] Sheldrake 2006, S. 340.
[2] Machado 2005.

mit Gott und der Welt, sodass wir glauben, uns zu schützen, indem wir uns auf uns selbst zurückziehen. Andere sind einfach nur starr und abwesend oder erzählen im besten Falle immer das Gleiche.

Ein Merkmal fehlender Vitalität ist die fehlende Veränderung. Auf Langzeitabteilungen scheint auf den ersten Blick der Zustand von Patienten oft über Monate, im schlimmsten Falle über Jahre, gleich zu bleiben. Eine Besserung oder auch eine Verschlechterung bei einem Patienten zu begleiten und zu betreuen, ist in jedem Falle interessanter und zieht mehr Aufmerksamkeit auf sich.

Wir können feststellen, dass Aufmerksamkeit zwar relativ leicht geweckt wird, aber gar nicht so leicht kontinuierlich zu halten ist. Aufmerksamkeit hat eine eigene Mobilität; etwas taucht auf und versinkt wieder. In einem Kontext, in dem sie nicht sonderlich angeregt wird, braucht es durchaus einen besonderen Willensakt, um Aufmerksamkeit zu halten und zu pflegen, obwohl jede Arbeit, bei der wir mit Menschen in Beziehung treten, eigentlich anregend ist.

Es geht hier nicht um die romantische Feststellung, dass es nichts kostet, ein Lächeln zu verschenken. Im Gegenteil, eine vordergründige Freundlichkeit kann ein unerklärlich aggressives oder ablehnendes Verhalten hervorrufen. Der Mensch fühlt sich vielleicht im Grunde nicht ernst genommen und kann dies nicht anders ausdrücken. Es geht auch nicht um die ethische Überlegung, wie viel Beachtung wir dem Anderen schulden. Es geht eher um das Ausprobieren einer Haltungsänderung, die Auswirkungen hat auf meine eigene Wahrnehmungsfähigkeit und auf die Befindlichkeit der Patienten. Wir haben in unserem Körper ein dynamisches Milieu, welches die Basis bildet für unsere Befindlichkeit. Ruhe ist ansteckend und Unruhe auch, wir können Blicke und Nähe spüren fast so wie Kälte und Wärme. Irgendetwas passiert da mit unserer Tiefensensibilität, mit unserem Milieu, in welchem etwas ganz offensichtlich zwischen innerem und äußerem Milieu kommuniziert.

Die Qualität der Präsenz hat offensichtlich eine Auswirkung auf die mehr oder weniger große Behaglichkeit und somit auch auf die Physiologie. Ich gebe auch zu bedenken, dass ein Klima, welches wir zu einem guten Teil mit unserer Präsenz mitgestalten, auch wieder auf uns zurückwirkt. Eine höhere Wachsamkeit führt zu größerer Lebendigkeit und nicht zu mehr Müdigkeit.

Der Mensch ist seiner Natur nach ein soziales Wesen. Herzliche und aufmerksame Nähe fördert die Konvaleszenz, indem sie einen positiven Einfluss auf Angst und Anspannung hat. Zuwendung aktiviert Systeme im Gehirn, die gesundheitsstabilisierende Wirkung haben und Schmerzen verringern können. Der Botenstoff Dopamin fördert nicht nur die Bewegung, sondern hat die Funktion einer psychischen Motivations- und Antriebsdroge. Endogene Opioide, zu denen die

Endorphine zählen, „haben positive Effekte auf das Ich-Gefühl, auf die emotionale Gestimmtheit und die Lebensfreude. Sie vermindern Schmerzempfindlichkeit und stärken das Immunsystem."[1] Oxytocin ist nicht nur ein Hormon, das in Zusammenhang mit Geburt und Stillen ausgeschüttet wird, sondern hat grundsätzlich mit Bindung, Vertrauen und Wohlgefühl zu tun. Es senkt den Blutdruck, dämpft die Angst und beruhigt Stress. Die neurobiologischen Regionen, in denen Dopamin, endogene Opioide und Oxytocin freigesetzt werden, sind vor allem in den Kernen des Mittelhirns angesiedelt; sie sind gekoppelt und ergeben ein großes so genanntes Gesamtmotivationssystem, im englischen Sprachraum auch als Belohnungssystem bezeichnet. „Wir sind – aus neurobiologischer Sicht – auf soziale Resonanz und Kooperation angelegte Wesen". „Das Bemühen des Menschen als Person gesehen zu werden, steht noch über dem, was landläufig als Selbsterhaltungstrieb bezeichnet wird"[2]. Akzeptanz und Anerkennung ist der tiefste Grund aller Motivation. Isolation führt zu Apathie und Depression. Über längere Zeit vorenthaltener sozialer Kontakt hat den biologischen Kollaps der Motivationssysteme des Gehirns zur Folge. *Einsamkeit begünstigt Erkrankungen und senkt die Lebenserwartung.* Die Motivationssysteme stellen unter andauernder sozialer Isolation ihren Dienst ein, und Störungen maßgeblicher zwischenmenschlicher Beziehungen führen zu einer Mobilmachung biologischer Stresssysteme. Angemerkt sei hier auch, dass Neuroleptika biologische Motivationshemmstoffe sind. Alle Formen von zwischenmenschlichem Stress führen zu einer Aktivierung des Stressgens CRH, was einen Anstieg des Stresshormons Cortison hervorruft. Dauerhaft erhöhte Cortisonspiegel haben eine Beeinträchtigung des Immunsystems zur Folge, da Cortison körpereigene Immungene abschalten kann. Stress erhöht die Adrenalin- und Noradrenalinproduktion und hat Auswirkungen auf den Blutdruck. Soziale Isolation, menschliches Desinteresse, Mangel an Förderung und fehlendes Gefordertwerden führen zur Abschaltung von Genen des Motivationssystems. Ein ganzer Forschungszweig, die Epigenetik, beschäftigt sich mit der Kommunikation und der Interaktion zwischen den Genen und deren Aktivierung im Erfahrungsaustausch mit der Umwelt.

„Die stärkste und beste Droge für den Menschen ist der andere Mensch"[3]. Der oft etwas abschätzig behandelte Placebo-Effekt ist kein eingebildeter Effekt,

---

[1] Bauer 2007, S.31.
[2] Bauer 2007, S. 21und S.37; in seinem Buch zitiert Bauer u.a. eine Vielzahl von neuesten neurobiologischen Studien, die ein ausführliches Bild davon geben, wie wichtig Kooperation und zwischenmenschliche Beziehungen nicht nur für das Wohlergehen, sondern für das Überleben selbst sind.
[3] Ebda, S.52.

sondern eine körpereigene Reaktion der Motivationszentren, in denen Dopamin, Oxytocin und körpereigene Opioide tätig werden, weil sich jemand um uns kümmert oder weil angenommen wird, der andere gibt uns eine hilfreiche Medizin.

Eine weitere neurobiologische Komponente, die den Menschen als Beziehungswesen kennzeichnet, ist das System der so genannten Spiegelnervenzellen. Diese Neuronen ermöglichen eine besondere Form sozialer Verbundenheit. Wir erleben quasi als Resonanz das, was wir bei einem anderen Individuum wahrnehmen: Wir erleben Mitgefühl und Empathie, eventuell sogar Schmerz, wir werden von einem Gähnen „angesteckt", und wir können eine vorgemachte Bewegung leichter nach- und mitmachen, als wenn wir sie nur erklärt bekommen. Wir können sogar Gedanken „mitfühlen"[1].

Zusammenfassend und etwas vereinfachend möchte ich dazu anregen, öfters innezuhalten und ganz bewusst wahrzunehmen, alle Gedanken für einen Moment stehen zu lassen und das Jetzt, die Situation und besonders den Anderen ganz bewusst auf sich wirken zu lassen. Eine andere Qualität in der Präsenz wirkt auf die Stimmung einer Abteilung, Patienten sind ruhiger, weniger gereizt, sind leichter zu animieren, Kompetenzen auszuschöpfen, und die Arbeit selbst wird anregender und zufriedenstellender. Für den Patienten entsteht die Möglichkeit, sich selbst anders wahrzunehmen. Er wird nicht nur berührt, sondern ist berührt. Sein Wahrnehmungspotential, seine Möglichkeiten, in Kommunikation zu treten, sein Vertrauen werden gestärkt.

Paradoxerweise entsteht bei diesem „Sich-Einlassen" auf Nähe keine vordergründig persönliche Beziehung. Es entsteht eher im Gegenteil dazu eine Beziehung von Mensch zu Mensch, in der persönliche Elemente wie zum Beispiel Sympathie oder Antipathie, Verständnis oder Unverständnis für die Beschwerden des Patienten kaum eine Rolle spielen. Es entsteht eine „anonyme", warme Nähe, die jenseits persönlicher Elemente, jenseits jeder Wertung, ein Gefühl von Zugehörigkeit zur Spezies Mensch, ein Gefühl von Nähe und Sicherheit vermittelt.

Aufmerksamkeitstraining ist sicher keine Sportart, jedoch zu beobachten, wann wir bei der Sache sind, und wann und in welcher Form wir mit den Gedanken abdriften, kann Interessantes und Unerwartetes zu Tage fördern. Wenn wir ganz bei der Sache sind, wirklich beim Geschehen, treten Interpretation und Urteile von selbst in den Hintergrund.

---

[1] zu den neueren neurologischen Studien über die so genannten Spiegelneuronen z.B. Rizzolati e Sinigaglia 2006.

1.5 Aufmerksamkeit

Aufmerksamkeit pflegen heißt, einfach innehalten und wahrnehmen, was ist, ohne dass man dabei auf professionelles Wissen verzichtet. Im Gegenteil, all unser Vorwissen und alle unsere technischen Möglichkeiten können genauer adaptiert und eingesetzt werden, wenn wir es verstehen, auf die aktuelle Situation einzugehen und nicht vorschnell zu interpretieren. Es entsteht ein Realismus, in welchem sich der Patient aufgehoben und verstanden fühlt.

2 Physikalische und physiologische Elemente

2.1 Statik und Dynamik

Mein Gewicht ist meine Liebe: durch sie werde ich getragen, wohin immer ich getragen werde (Augustinus, Conf. XIII, 10)

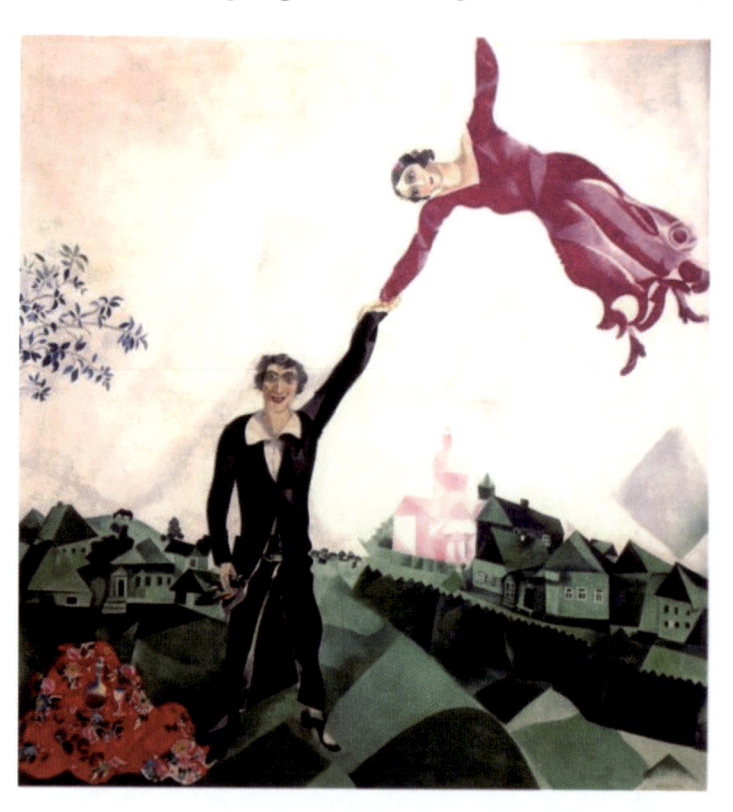

2.1 Statik und Dynamik

Zum besseren Verständnis von Haltung und Bewegung sollen kurz einige Elemente angesprochen werden.

2.1.1 Schwerkraft

Die Schwerkraft resultiert aus der Anziehungskraft eines Himmelskörpers, in unserem Fall der Erde, und wirkt proportional zur Masse des Körpers. Wir wiegen z.B. auf dem Mond nur ein Sechstel unseres Gewichtes auf der Erde. Im Mutterleib, wo wir noch in Flüssigkeit gebettet sind, ist die Schwerkraft teilweise aufgehoben. Gegen Ende der Schwangerschaft, wenn das Kind beginnt, mehr und mehr an seine Grenzen zu stoßen, beginnt die gespürte Auseinandersetzung mit der Materie, die uns ein Leben lang nicht mehr los lässt. Alles Leben auf der Erde ist auf die Schwerkraft eingestellt. Das Samenkorn im Boden verspürt die Anziehungskraft der Erde, und der Wurzelansatz wächst in Richtung Erdinneres, während der Keim himmelwärts dringt. An Berghängen sehen wir z.B., wie die Bäume mit ihren Wurzeln senkrecht zur Erdmitte stehen – unabhängig von der Neigung des Geländes.

Auch unsere Struktur ist auf die Schwerkraft eingestellt. Ganz klar können wir das beim Aufbau unserer Knochen beobachten. Besonders in den langen Knochen wie etwa Ober- und Unterschenkelknochen sehen wir, wie die Schichtung der einzelnen Knochenzellen genau den Drucklinien folgt (*Abb. 2.1*).

Die Schwerkraft zieht uns zwar zur Erde hin, aber erleichtert in gewissem Sinne auch unsere Bewegung. Durch das feste Aufsetzen eines Fußes entsteht physikalisch gesehen ein vektoriell entgegengesetzter Gegendruck des Bodens, und wir können über den jeweiligen Drehpunkt abrollen

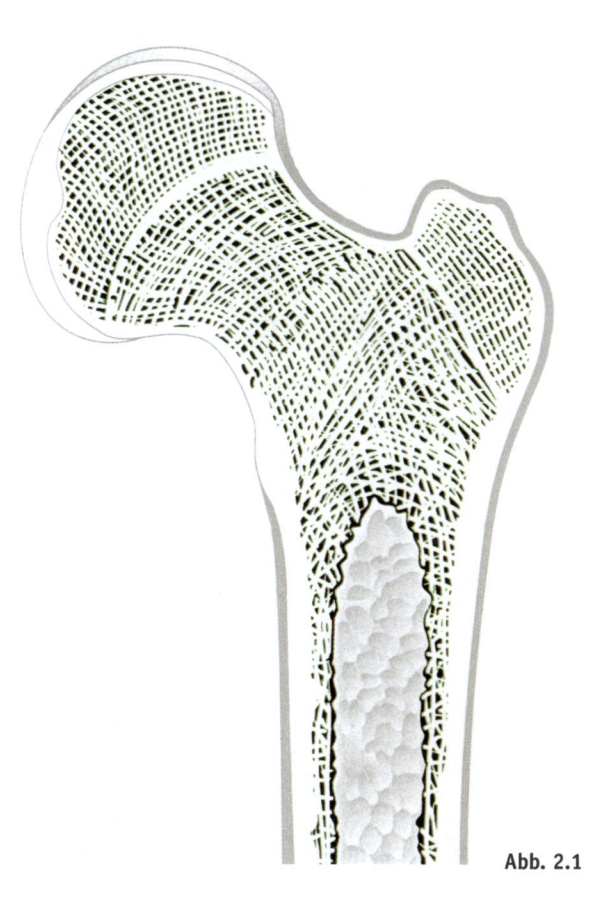

Abb. 2.1

Abb. 2.2

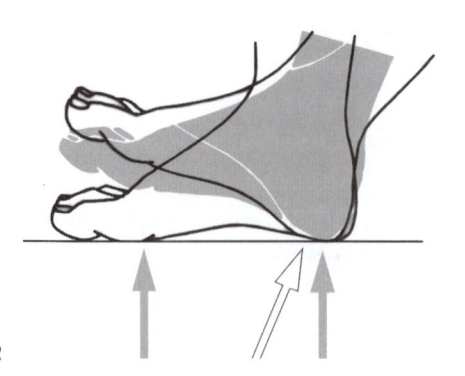

(Abb. 2.2). Auf dem Mond ist eine präzise Bewegung schon schwieriger, und auch im Wasser ist das Gehen nicht gerade einfach. Auch wenn der Boden nicht genügend Gegendruck bietet und wir einsinken wie im Sand oder Schlamm, ist ein Fortkommen schwierig. Gibt es für eine Bewegung keinen fixen Angelpunkt, wie zum Beispiel auf einer Antidekubitusmatratze, wird sie mühsam und unkoordiniert. Schwerkraft gehört zu uns, unsere Statik und unsere Dynamik sind darauf eingestellt.

Wenn wir also nicht gegen die Schwerkraft kämpfen wollen, was allzu oft passiert, ist es gut, wenn wir uns einige physikalische und physiologische Gesetzmäßigkeiten anschauen.

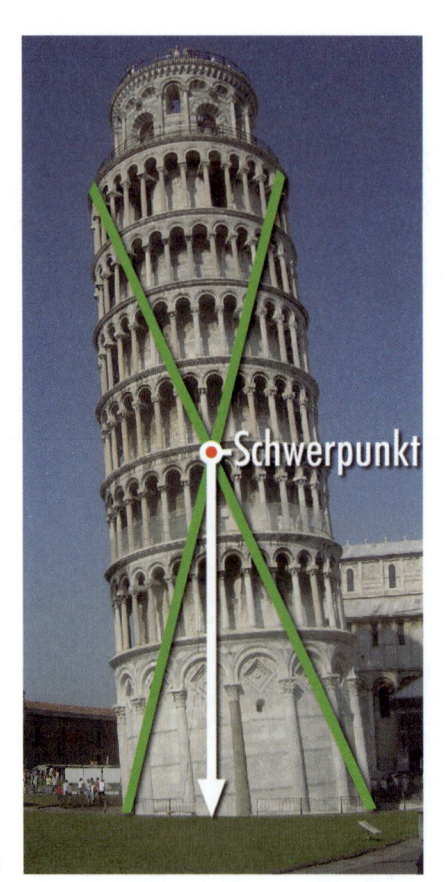

2.1.2 Schwerpunkt

Der Schwerpunkt ist der Massenmittelpunkt eines festen Körpers. Bei einem festen Körper können wir sagen, dass er im Gleichgewicht ist und stehen bleibt, solange sein Schwerpunkt lotrecht auf die Unterstützungs- bzw. Auflagefläche fällt (Abb. 2.3). Neigt sich ein Körper zu sehr und das Schwerelot befindet sich außerhalb der Auflage, fällt er um, sofern keine andere Kraft dagegen wirkt.

Wir können also sagen, dass ein Körper umso stabiler ist, je größer im Verhältnis seine Auflagefläche ist und je tiefer sein Schwerpunkt liegt. Andererseits können wir sagen, dass ein Körper mit einer verhältnismäßig kleinen Auflagefläche instabiler aber dafür mobiler wird.

Abb. 2.3

2.1 Statik und Dynamik

Der Mensch hat im Stehen eindeutig ein nicht sehr stabiles Gleichgewicht. Im Idealfall fällt das Lot unserer Körperachse zwar senkrecht vom Ohr zum Knöchel, aber die Unterstützungsfläche, die Größe unserer Füße, ist denkbar klein. Bei einer optimalen Körperhaltung sind alle Körperteile und Organe so um die Schwerelinie angeordnet, dass es ein Minimum an Energie kostet, bei einem gleichzeitigen Maximum an Bewegungsfreiheit *(Abb. 2.4)* im Lot zu bleiben. Der ständige Kampf um unsere Haltung ist der Preis, den wir für unsere Beweglichkeit und die Bewegungsfreiheit unserer Hände und des Kopfes mit den Sinnesorganen bezahlen. Auch bei kleinen Bewegungen muss der Körper in einem ständigen dynamischen Gleichgewicht Ausgleichsbewegungen machen, um aufrecht zu bleiben.

Unsere Wirbelsäule ist von ihrer anatomisch-physiologischen Konstitution her eine ausgezeichnete Konjugation von Stabilität und Mobilität. Die einzelnen Wirbelkörper geben das Gewicht auf die zwischengelagerten Bandscheiben weiter, die es auffangen und verteilen. Die Wirbel sind durch Gelenkfortsätze untereinander verbunden. Zusätzlich stabilisiert werden sie von einem System von Bändern und Muskeln. Die S-förmige Wirbelsäule ist elastisch und federt bei jedem Schritt. In einer schönen aufrechten Haltung wird so auch zusätzliches Gewicht mit wenig Kraftaufwand auf den Boden abgegeben *(Abb. 2.5)*.

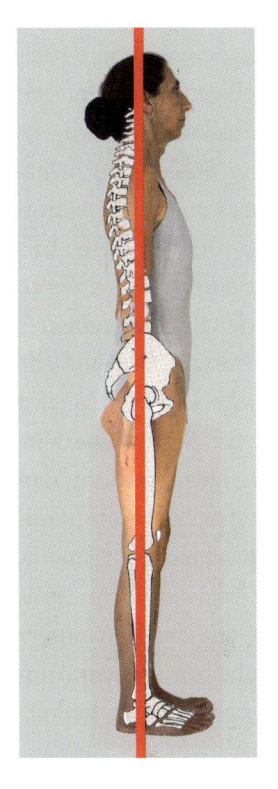

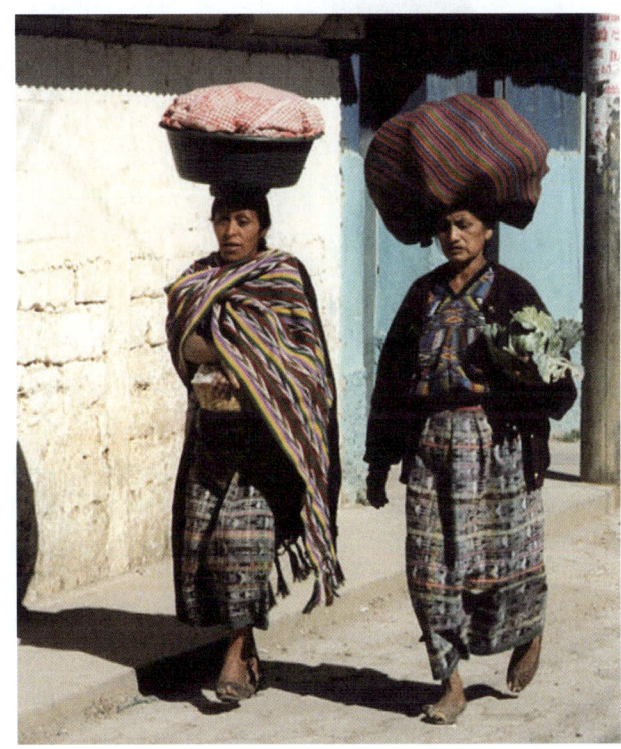

Links:
Abb. 2.4

Rechts:
Abb. 2.5

Kapitel 2 Physikalische und physiologische Elemente

Abb. 2.6a–c

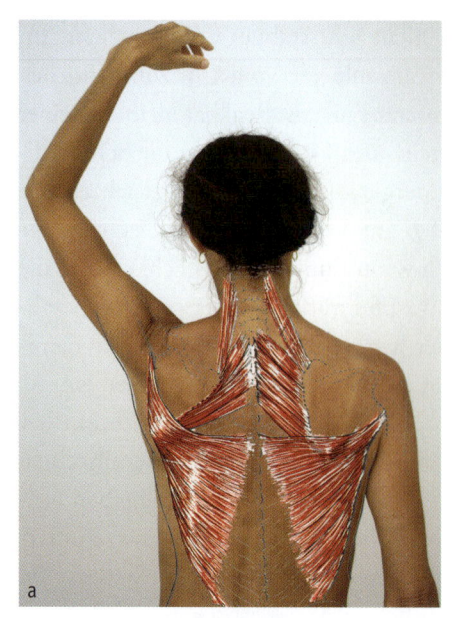

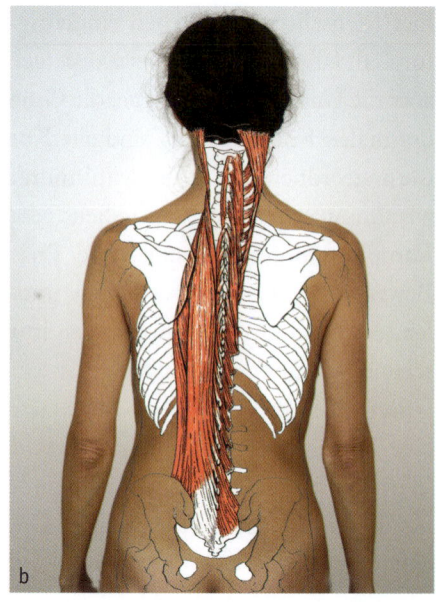

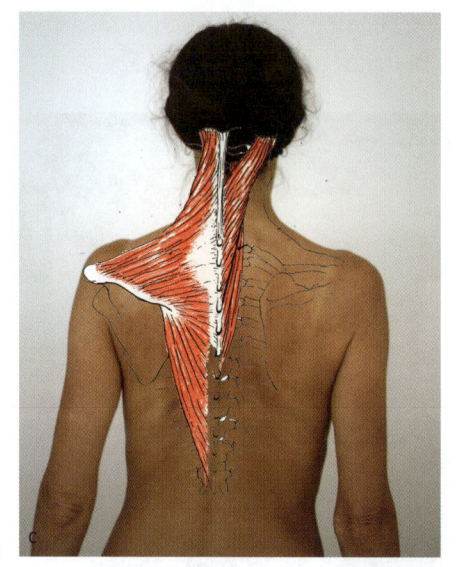

Wenn wir den Oberkörper nach vorne beugen, die Arme nach vorne heben oder auch nur den Kopf nach vorne neigen, fällt unser Schwerpunkt nach vorne, und wir bleiben nur stehen, weil unsere Rückenmuskulatur dagegenhält. Wir haben im Rücken ein mehrschichtiges System von kürzeren und längeren Muskeln, die für diese Aufgabe gut gerüstet sind *(Abb. 2.6a–c)*. Die Muskeln auf der Rückseite unseres Körpers haben konstant die Aufgabe unser Gleichgewicht zu erhalten und auszubalancieren. Sie haben eine Verbindung zum Kleinhirn und zu den Hirnstammkernen, welche für Gleichgewicht und Koordination zuständig sind. Diese Muskeln haben eine erhöhte Grundspannung, man spricht von so genannter tonischer Muskulatur.

Durch Fehlhaltungen und Daueranspannungen kann sich mit der Zeit unsere Rückenmuskulatur verkürzen und verhärten. Die Bandscheiben stehen dann unter Dauerbelastung. Auch ohne zusätzliches Gewicht zu halten, kann die Verlagerung der Körperachse zu Verspannungen und zu Verkürzungen der Rückenmuskulatur führen. Ebenso können wir die dorsale Beinmuskulatur zu diesem System rechnen. Muskeln arbeiten in Kettensystemen: Hat ein Muskel eine Auswirkung auf ein Gelenk, hat dies Auswirkungen auf die Muskeln, die von dort weiter verlaufen. Entsteht eine Versteifung oder Verkürzung in einem Abschnitt, wirkt sich dies auf eine ganze Muskelkette aus *(Abb. 2.7a–c)*.

Häufig anzutreffen sind besonders in unserer hoch zivilisierten Welt eine nach vorne verschobene Kopfhaltung, etwa durch vieles Lesen, vieles Sitzen oder Computerarbeit. Auch durch Schuhe mit hohen Absätzen wird der Schwerpunkt nach vorne verlagert. Leicht zu erklären sind so auch die Nackenbeschwerden von Büroarbeitern oder die Rückenschmerzen, die bei Tätigkeiten wie Staubsaugen oder Zähneputzen ausgelöst werden. Wenn wir dann noch zusätzlich ein Gewicht zu halten haben, multipliziert sich die Kraft, die im Rücken

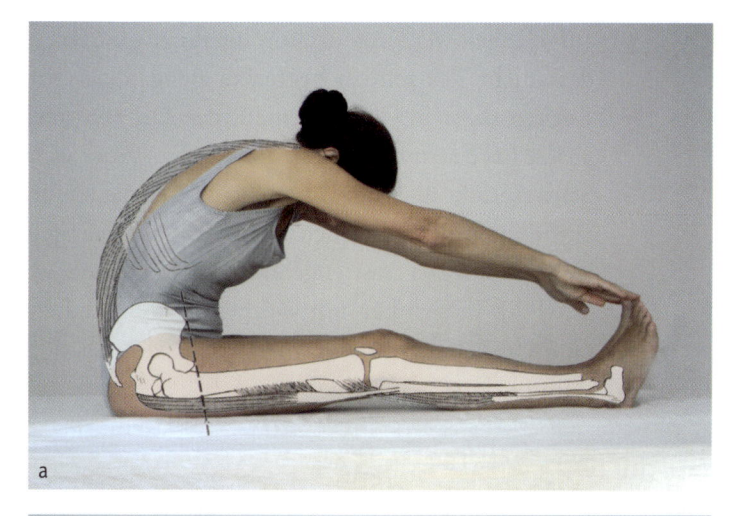

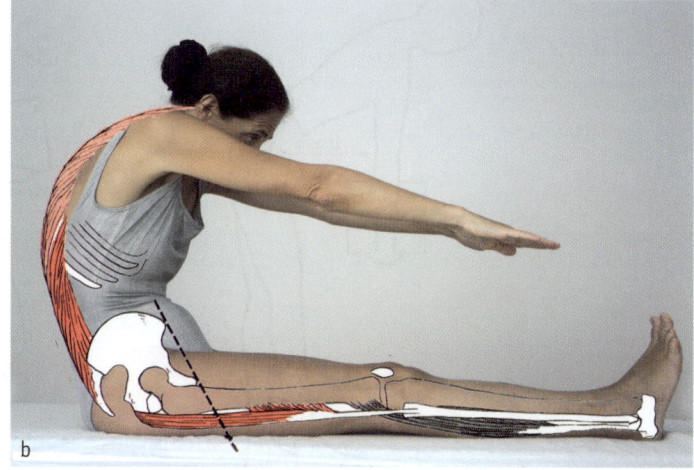

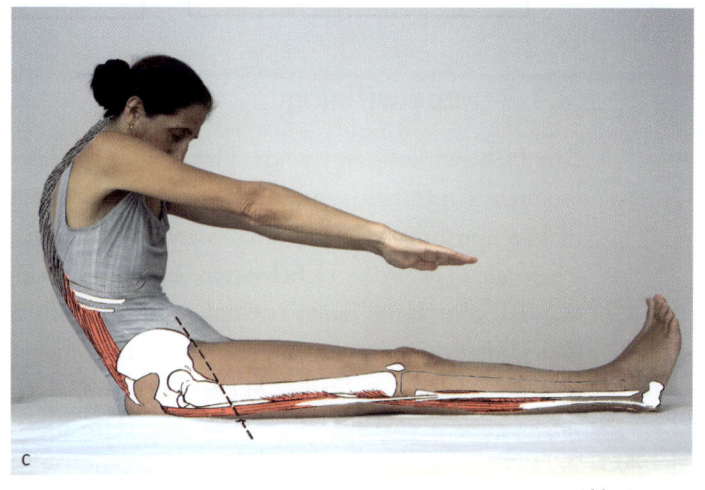

Abb. 2.7a–c

aufgefangen werden muss, um nicht nach vorne zu fallen. Dabei ist zu betonen, dass nicht das zeitlich begrenzte Beugen des Rumpfes ein Problem für den Rücken darstellt. Im Gegenteil, das Dehnen der Rückenmuskulatur als Ausgleich für Spannungen ist zu begrüßen. Aber es ist darauf zu achten, dass der Schwerpunkt über der Unterstützungsfläche bleibt. Fällt der Schwerpunkt nach vorne und wird zusätzlich noch Gewicht gehalten, kann dies für den Rücken zu einer äußerst anstrengenden Angelegenheit werden *(Abb. 2.8)*. Bei Abbildung 2.8 ist sichtbar, mit welcher Anstrengung ein weit nach vorne hängendes Gewicht gehalten werden muss und wie sich dieses Gewicht für den Rücken multipliziert.

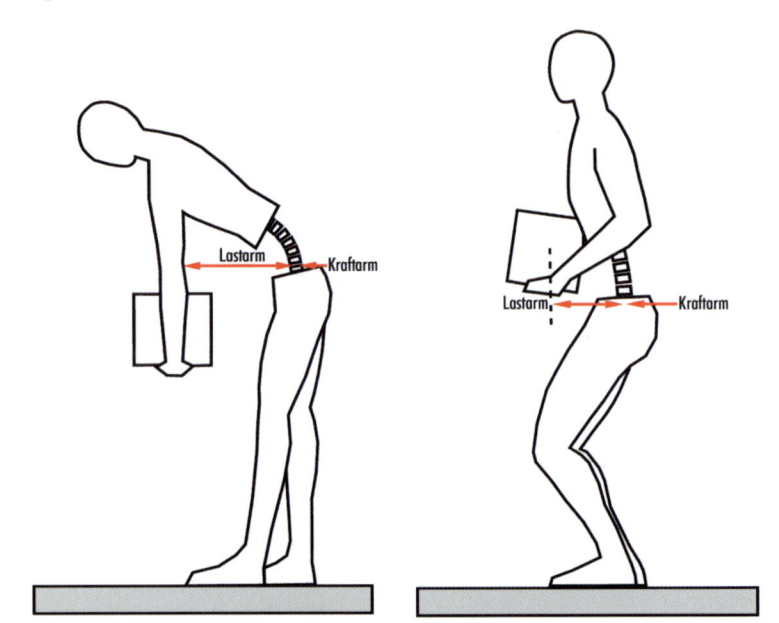

Abb. 2.8

2.1.3 Hebelwirkung

Die Hebelwirkung ist eine der physikalischen Gesetzmäßigkeiten, die uns helfen können, Kraftübertragung im Körper zu verstehen und Gewicht vorteilhaft zu halten und zu verlagern. Zum besseren Verständnis betrachten wir hier ein einfaches, allen bekanntes Hebelsystem, eine Balkenwippe *(Abb. 2.9)*. In diesem Falle handelt es sich um einen zweiseitigen Hebel mit dem Drehpunkt in der Mitte. Wiegt die Mutter 60 kg und das Kind 30 kg, muss sich die Mutter auf die Hälfte des Abstandes zum Drehpunkt setzen, damit das System im Gleichgewicht ist. Der zweiseitige Hebel bleibt in Ruhe, wenn die Produkte aus Kraftbetrag und Hebellänge auf beiden Seiten gleich groß sind.

2.1 Statik und Dynamik

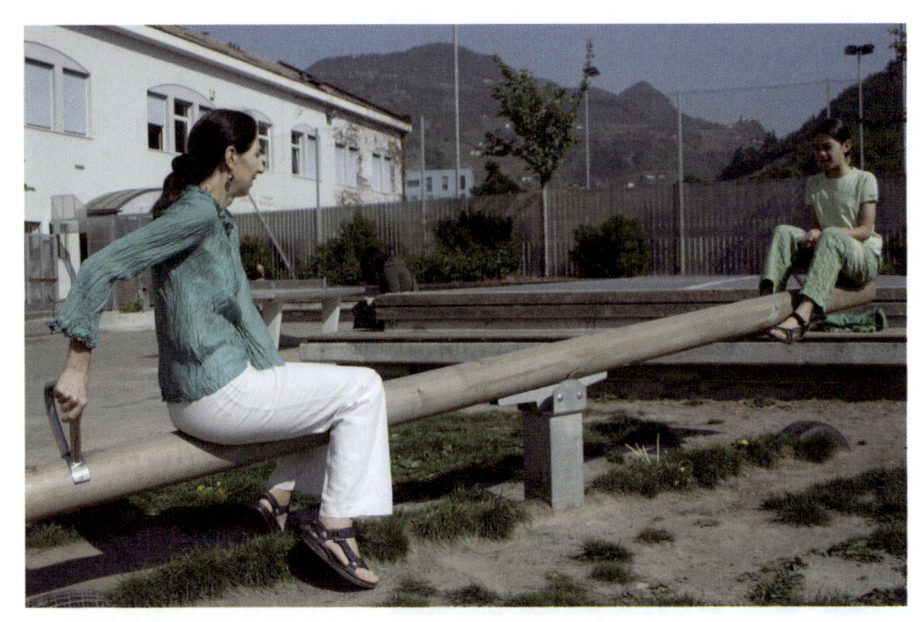

Abb. 2.9

Drehpunkte sind Zonen, über die sich Bewegung abrollt, über die sich Bewegung entwickelt. Virtuell gesehen handelt es sich um Punkte. In der Praxis finden wir Zonen, an denen der Auflagedruck dynamisch wandert, wie etwa der Angelpunkt im Becken während des Aufsetzens im Bett. In der Bewegung wandert dann die Kraftübertragung von einem Drehpunkt zum nächsten. Beim Gehen findet ein Abrollen des Gewichtes von der Ferse zur Fußspitze zuerst mit einem Bein und dann mit dem anderen statt. Beim Aufstehen vom Sitzen haben wir z.B. ein erstes Neigen des Oberkörpers über das Becken, um nach vorne zu kommen, sodann eine zunehmende Verlegung des Gewichtes auf die Füße und beim Aufrichten schließlich die Drehpunkte in Knie- und Hüftgelenk *(Abb. 2.10a)*. Drehzonen müssen stabil sein, damit sich die ansetzende Kraft entwickeln kann, d.h. sie dürfen nicht verrutschen oder einknicken. Auf den Körper bezogen kann man vereinfachend sagen, dass die Ge-

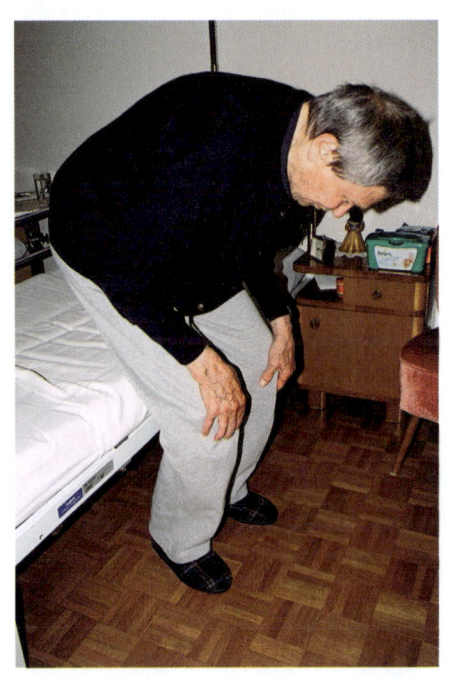

Abb. 2.10a

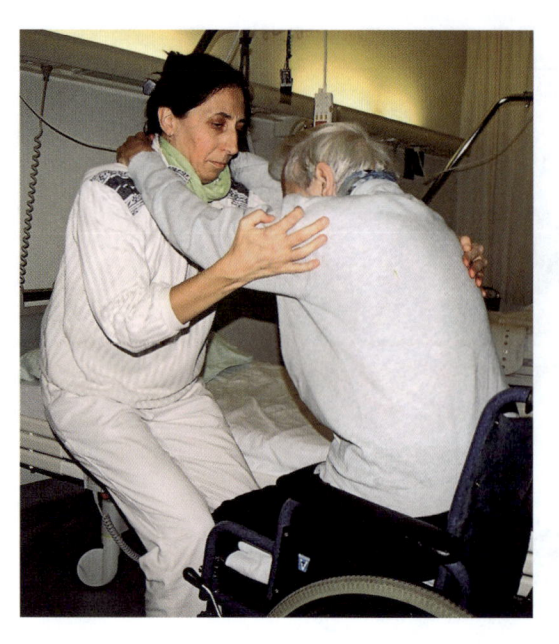

Abb. 2.10b

lenke als Drehpunkte, die Knochen als Hebel und die Muskeln als ansetzende Kräfte arbeiten.

Wenn eine Kraft an einem Hebel angreift, ist ihre Wirkung umso größer, je größer sie selbst und je größer die Hebellänge ist. Die Kraft bzw. das Gewicht wird dabei mit der Hebellänge multipliziert. Bei der Wippe ist das System im Gleichgewicht, wenn diese Produkte, Drehmomente genannt, zu beiden Seiten des Drehpunktes gleich sind.

An einem anderen Beispiel aus der Praxis *(Abb. 2.10b)* kann man sehen, wie man mit diesem Kräfteverständnis arbeiten und mit genügend Abstand vom Drehpunkt und Einsatz des Eigengewichts mit ganz wenig Kraftaufwand eine Person umsetzen kann. In diesem Falle haben wir die Drehzone an den Füßen, und das Eigengewicht des Pflegenden wirkt als Gegengewicht zu dem des Patienten.

Es ist wichtig nachzuvollziehen, dass wir es beim Transfer immer mit einem Kräftesystem zu tun haben und dass wir bei Oberkörpervorlagen im Rücken ein Mehrfaches des jeweiligen Gewichtes auffangen müssen.

An den Körperfunktionen können wir Hebelwirkungen im ganzen Bewegungsapparat beobachten. Die Knochen, die unserem Körper Struktur verleihen, dienen den Muskeln als Hebel. (Eine besonders vorteilhafte Hebelwirkung können wir z.B. bei den Kaumuskeln sehen, die in einem guten Abstand zum Kiefergelenk liegen und somit ihre Kraft besonders gut einsetzen können.)

Ein ähnlich vorteilhafter Krafteinsatz entsteht auch dadurch, dass Muskeln über Rundungen der Knochen in einem gewissen Abstand zum Drehpunkt verlaufen; dadurch entstehen physikalisch gesehen Rollen ähnlich einem einfachen Flaschenzug. Da aber unsere Knochen Rundungen aufweisen, arbeiten im Grunde die meisten Skelettmuskeln im Körper dreidimensional, d.h. spiralförmig.

2.1 Statik und Dynamik

2.1.4 Spirale

Die Spirale ähnelt mit den Gesetzmäßigkeiten dem Hebel. Auch hier findet eine Drehung um einen Drehpunkt oder um eine Achse statt. Bewegungen, die nicht direkt gegen die Schwerkraft arbeiten, sondern um einen Drehpunkt, auf einer schiefen Ebene nach oben wachsen, sind um ein Vielfaches weniger kraftaufwendig. So ähnlich arbeiten in der Physik eine Schraube oder ein einfacher Wagenheber. Insbesondere bei Kletterpflanzen sehen wir, wie Pflanzen spiralförmig gegen die Schwerkraft dem Himmel entgegen wachsen. Aber auch im menschlichen Tanz kann man die Leichtigkeit bewundern, die aus Spiralbewegungen entsteht.

Wo die Form der Spirale in Kunst und Kultur seit der Steinzeit auftaucht, weist sie auf Erneuerung des Lebens und auf Kraft und Fruchtbarkeit. Unsere DNS ist spiralförmig aufgebaut, und bei der Geburt windet sich das Kind in einer Drehbewegung aus dem Geburtskanal heraus. Ein geschmeidiger Gang ist gekennzeichnet durch Ausgleichs- und Drehbewegungen, welche sich ausgehend vom Dreh- und Angelpunkt des abrollenden Fußes durch den ganzen Körper winden. Eine ganz normale Geste, wie eine Hand zum Geben oder Nehmen auszustrecken, erfolgt in einer spiralenförmigen Drehbewegung. Drehbewegungen verleihen Geschmeidigkeit und Wendigkeit und sehen harmonischer aus als Bewegungen, die nur auf einer Bewegungsebene verlaufen.

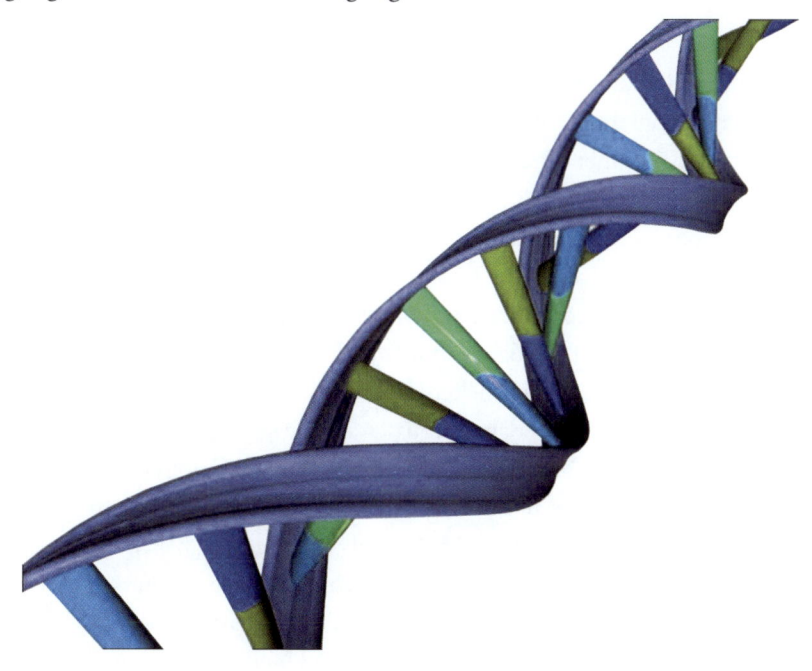

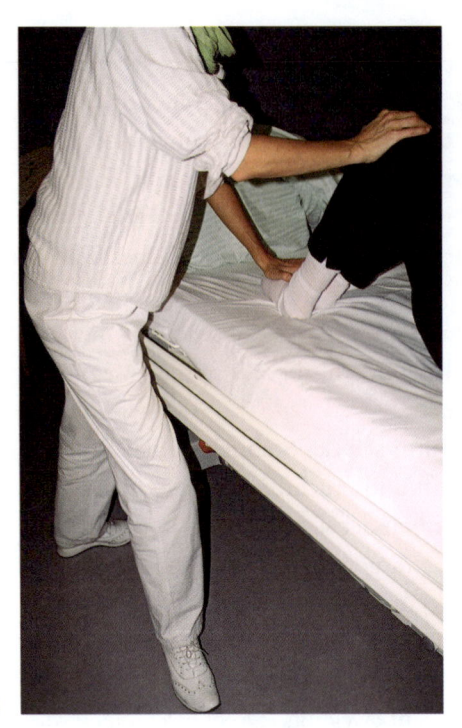

Beim Handling ist es wichtig, keine statischen Stellungen zu halten, sondern immer die Dynamik der Bewegung im Auge zu behalten, Spiral- und Drehbewegungen zu nutzen und der Bewegung Freiraum zu geben. Günstig ist z.B., am Bett eine Schrittstellung in einer Dreiecksposition einzunehmen *(Abb. 2.11)*. Dies erlaubt es, den Schwerpunkt während eines ganzen Bewegungsablaufes auf der Auflagefläche zu halten und ergibt einen großen Arbeitsfreiraum – eventuell wird die Schrittstellung der beiden Füße während des Ablaufes einfach vertauscht. Aber auch beim ganz einfachen Aufstellen eines Beines im Bett geht es leichter mit einer Drehung.

Abb. 2.11

2.1.5 Reibung

Eine andere mechanische Komponente, die beim Handling eine große Rolle spielt, ist die Reibung. Reibungskräfte finden sich besonders beim Verlagern von Gewicht auf einer Bewegungsebene. Während es bei Drehbewegungen um das Verlagern um eine Achse oder einen Drehpunkt geht, sprechen wir bei einer Verschiebung des Gewichtes auf einer Ebene von einer Translation. Die Reibungskraft ist abhängig von der Größe des Gewichtes und von der Beschaffenheit der Oberflächen, von der Gleitmöglichkeit. Durch eine teilweise Verlagerung von Gewicht und durch Verbesserung der Gleitmöglichkeiten können Reibungskräfte stark vermindert werden, und es kann mit wenig Kraftaufwand eine Verschiebung von Gewicht stattfinden. Diese Überlegungen helfen uns z.B., wenn wir eine Patientin weiter zum Kopfteil des Bettes hin verlagern müssen oder wenn wir sie über ein Rutschbrett vom Bett zum Stuhl übersetzen. Sehr oft müssen wir Reibungselemente auch bei Drehbewegungen in unsere Überlegungen einbeziehen. Auch wenn wir versuchen, Gewicht über Drehpunkte und Achsen zu verlagern, haben wir eventuell noch mehr oder weniger große Kontaktflächen, auf welche Reibungskräfte wirken. Bloße Hautflächen, Feuchtigkeit oder Gummioberflächen erhöhen die Reibung, ein Zwischenlagern von glatten Tüchern oder der Hände der Betreuerin kann sie

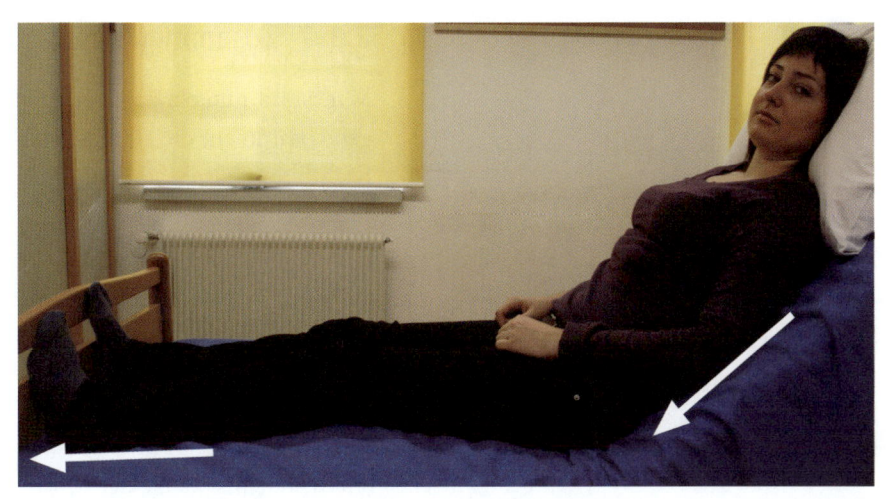

Abb. 2.12

vermindern. Eine Gummisohle ist gut für rutschfeste Schuhe, ungeeignet aber für Tanzschuhe. Oft ist Reibung hilfreich und oft hinderlich – wir müssen sie einfach mit einbeziehen. Eine Situation, in der Reibung eine große Rolle spielt, ist das Hochlagern des Kopfteiles. Durch das Liegen auf einer schiefen Ebene tendiert der Körper dazu, nach unten zu rutschen. Ganz besonders kann die Haut am Kreuzbein durch Reibung in Mitleidenschaft gezogen werden *(Abb. 2.12)*.

2.1.6 Stabilität/Mobilität

Allgemein ist nicht zu vergessen, dass Stabilität die Basis für Mobilität bildet. Bewegung entwickelt sich aus Ruhe, so wie der Ton in der Musik nur vor dem Hintergrund der Stille eine Melodie entwickelt. Übersetzt in unseren Kontext könnte man sagen, dass eine stabile Auflage die Basis bildet, von der aus Bewegung entwickelt werden kann. Wer gut liegt, kann Arme und Beine leichter bewegen. Wer gut sitzt, kann gezielt das Gewicht auf die Beine verlagern, um aufzustehen, und wer gut steht, kann das Gewicht so über einem Bein sammeln, dass das andere frei wird, einen Schritt zu tun. Stabile Schwerpunkte und Drehpunkte geben ein Gefühl von Stabilität und Sicherheit und bilden die Grundlage des Bewegungsablaufes. Das Gewicht und die Gewichtsverteilung des Patienten ganz konkret in Betracht zu ziehen, hilft uns, ein Gefühl zu entwickeln, wie Bewegung in der ganz spezifischen Situation am besten möglich wird. Es hilft uns zu sehen, wie sich dieser Mensch am besten bewegen kann und mit wie viel Autonomie. Das Gewicht wirklich auf die Auflagefläche abgeben zu können, gibt ein Gefühl von Ruhe und Getragenwerden. Dieser Aspekt ist auch bei Lagerungen in Betracht zu ziehen.

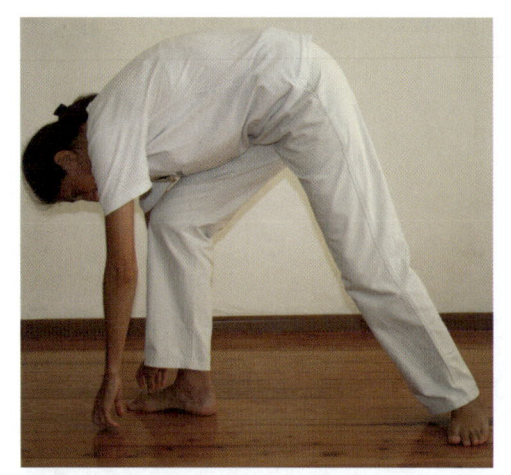

Abb. 2.13a

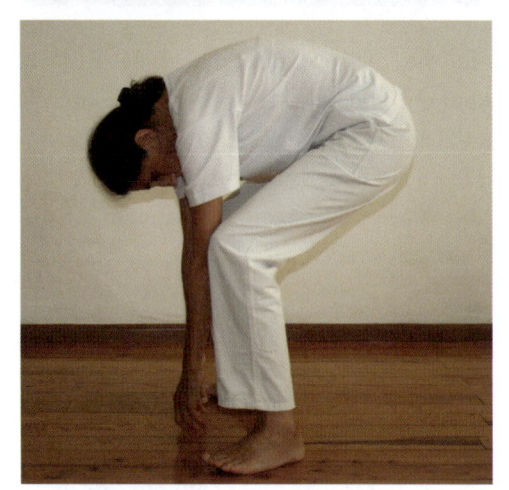

Abb. 2.13b

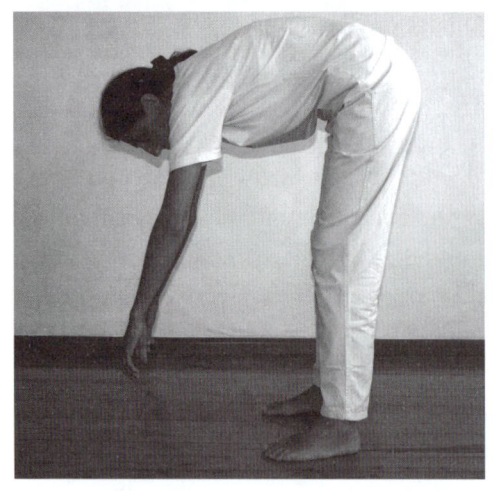

Abb. 2.13c

2.1.7 Zusammenfassung

Wir fassen nun einige Überlegungen zusammen, die als allgemeine Richtlinien hilfreich sein können: Je tiefer der Schwerpunkt und je größer eine Auflagefläche, desto stabiler erscheint ein Gegenstand; wenn wir bei der Arbeit die Knie beugen und breitbeinig stehen, erhöhen wir unsere Stabilität.

Ein Körper bleibt im Gleichgewicht stehen, solange der Schwerpunkt über die Unterstützungsfläche fällt; d.h. körpernah und immer zu sich hin arbeiten. Ein Ausfallschritt kann die Unterstützungsfläche vergrößern *(Abb. 2.13a)*. Auch wenn wir uns irgendwo abstützen, uns etwa mit einem Knie oder mit einer Hand am Bettgitter anlehnen, können wir Gewicht auf die Auflagefläche ableiten und somit die Anspannung im Rücken vermindern.

Wenn wir uns zum Boden bücken müssen, können wir entweder einen Ausfallschritt machen oder die Knie etwas beugen und mit dem Becken soweit zurückgehen, dass es ein Gegengewicht zu Kopf und Armen bildet. Dann wird der Rücken zwar gedehnt aber nicht belastet *(Abb. 2.13b)*.

Wenn wir uns nach vorne beugen, fällt unser Schwerpunkt nach vorne *(Abb. 2.13c)*. Alle frontalen Stellungen am Bett sind zu mei-

2.1 Statik und Dynamik

den *(Abb. 2.13d)*. Man sollte sich angewöhnen, in einer Schrittstellung zu arbeiten.

Im Umkehrschluss: Je höher der Schwerpunkt und je kleiner die Auflagefläche, desto mobiler wird ein Gegenstand. Eine Tänzerin kann z.B. auf einer Zehenspitze eine Pirouette drehen. Wenn wir einen Patienten mobilisieren wollen, sollten wir seine Auflagefläche verringern, etwa die Beine aufstellen und die Arme nicht aufliegen lassen und das Gewicht, so gut es geht, jeweils über einem Drehpunkt sammeln.

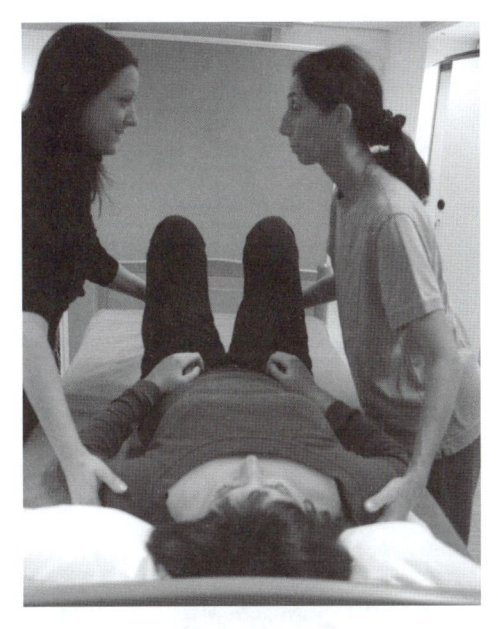

Abb. 2.13d

Je kleiner die jeweilige Auflagefläche, desto prekärer ist das Gleichgewicht, und umso mehr Koordination ist gefordert. Auf einem Fuß kann man nicht lange stehen bleiben.

Wenn wir mit Patienten arbeiten, haben wir ein Kräftesystem, in dem unser Schwerpunkt, der der Patienten und alle angreifenden Kräfte eine Rolle spielen. Unser Schwerpunkt sollte im Verhältnis zum Patienten eher tiefer liegen. Daher ist es auch hilfreich, wenn das Bett höher gestellt wird und die Arbeitshöhe

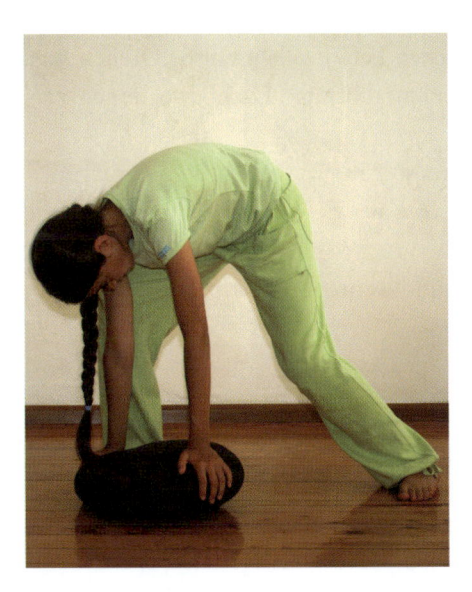

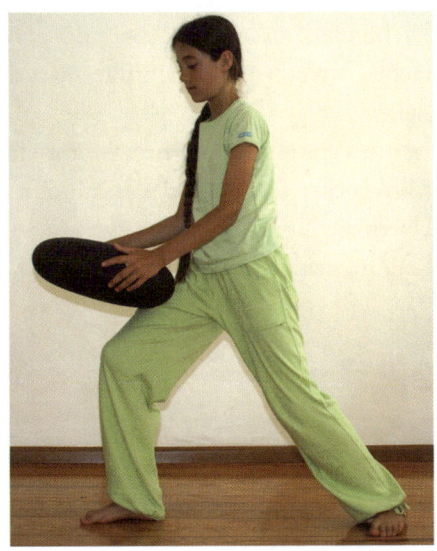

Abb. 2.13e–f

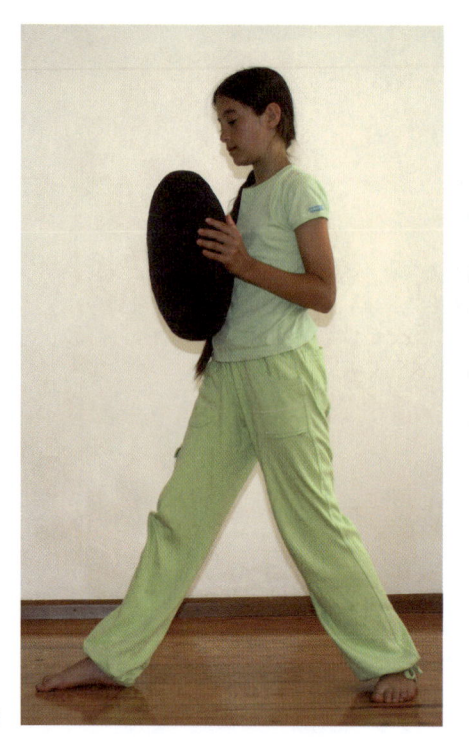

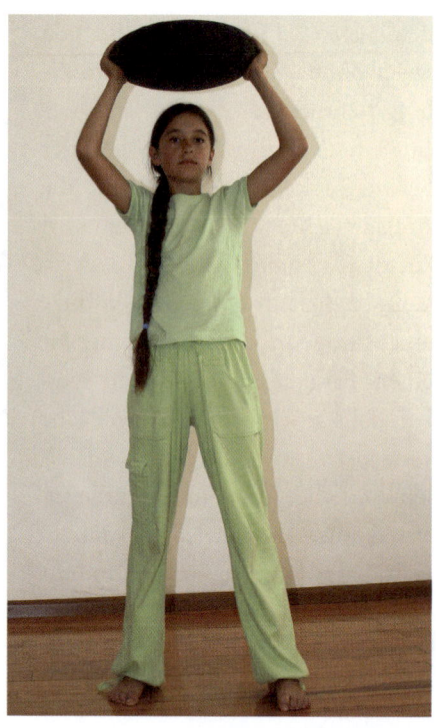

Abb. 2.13g–h

stimmt. Genauso wichtig ist es z.B., tief in die Knie zu gehen, wenn wir jemanden umsetzen wollen.

Um Gewicht nicht gerade direkt gegen die Schwerkraft nach oben zu heben, muss es über einen Drehpunkt abrollen. Darum ist es wichtig, den jeweiligen Drehpunkt im Blick zu haben, ihn gut zu fixieren und das Gewicht über dem Drehpunkt zu sammeln. Einer der wichtigsten Leitsätze heißt also „Drehen statt Heben". Wenn möglich, sollte man dabei spiralförmige Drehbewegungen vorziehen.

Ist doch etwas Gewicht zu halten, sollte dies so nahe wie möglich an der eigenen Körperachse erfolgen oder zumindest so, dass der Schwerpunkt immer auf die Unterstützungsfläche fällt *(Abb. 2.13e–h)*.

Reibungswiderstände müssen abgeschätzt und wenn nötig vermindert werden.

2.2 Tonus

Wenn wir von Haltung sprechen, dürfen wir nicht nur die eher mechanischen Aspekte im Auge haben. Wir bestehen zu gut zwei Dritteln aus Wasser. Wasser ist die Basis für alle homöostatischen Mechanismen, für das Ablaufen und das

2.2 Tonus

Gleichgewicht aller lebenserhaltenden Prozesse. Wasser gibt unseren Zellen und somit unserem Körper Form und inneren Halt. Der Haushalt und das Druckgefüge der Flüssigkeiten haben auf die Statik und Dynamik von Haltung und Bewegung große Auswirkungen. Dies wird oft unterschätzt, wenn wir dafür vor allem Muskeln und Knochen als zuständig sehen. Die Darstellung der Verzweigungen der Blutzirkulation mit dem zentralen Stamm und den immer dünner werdenden Verästelungen in der Peripherie gibt uns ein gutes Bild von diesem inneren Gehalten werden *(Abb. 2.14)*.

Tonus kann man vielleicht am ehesten mit Spannungslage übersetzen. Die Verwandtschaft des Ausdrucks mit dem Ton erinnert uns aber auch an Stimmung, Intensität, Schwingung. In der Medizin bekommt der Ausdruck je nach Zusammenhang eine etwas andere Wertigkeit und Tönung. Redet man vom Blutdruck, so ist eine Hypertonie ein erhöhter Druck und die Hypotonie ein zu niedriger. Haben wir einen starken Druckabfall, können wir auch das Bewusstsein verlieren und auf jeden Fall nicht mehr imstande sein, uns aufrecht zu halten. Haben wir einen zu hohen Blutdruck, sind wir vielleicht leicht zu erregen oder fühlen uns schwindlig. Bei einem zu niedrigen Blutdruck fühlen wir uns vielleicht schlaff und antriebsschwach. Reicht man dem aufgeregten Redner ein Glas Wasser, benetzt dies nicht nur die ausgetrocknete Kehle, sondern stärkt den Tonus und die Ausgeglichenheit des Kreislaufs.

Der Muskeltonus kann durch Training und aktive Muskelarbeit gesteigert werden, während der Muskel bei Untätigkeit erschlafft und an Umfang verliert. Die inneren Organsysteme werden durch die aktive Tätigkeit der Skelettmuskulatur stimuliert. Umgekehrt hat ein intakter Stoffwechsel eine positive Wirkung auf die Körperbewegung. Redet man von einem erhöhten Muskeltonus im Zusam-

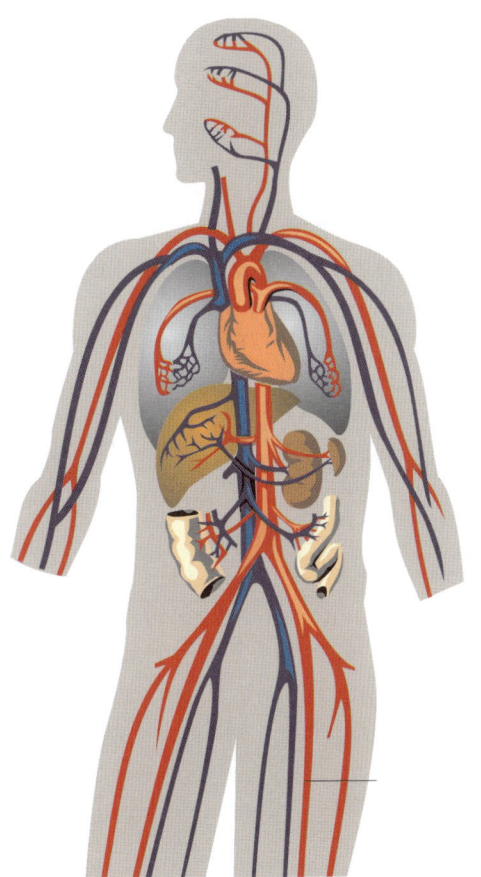

Abb. 2.14

menhang mit neurologischen Störungen, so werden dafür die Begriffe Spastik oder Rigor verwendet. Von Spastizität spricht man, wenn das zentrale Nervensystem nicht imstande ist, automatische Reaktionen des peripheren Nervensystems zu hemmen. Da bestimmte Muskelgruppen normalerweise zusammenarbeiten, haben wir oft so genannte spastische Muster – etwa eine Beugeposition im Arm und eine Streckhaltung im Bein bei halbseitig gelähmten Patienten. Bei Parkinson-Patienten hingegen finden wir einen allgemein erhöhten Muskeltonus (Rigor), während wir hingegen bei Schwächezuständen u.U. eine schlaffe Muskulatur vorfinden. Ein schwacher Grundtonus der inneren Organe bringt es oft mit sich, dass die Muskulatur versucht, dieses Manko zu kompensieren. Dies kann auch zu Verkrampfungen und Verspannungen führen.

In der Physiologie spricht man von tonischer Muskulatur im Gegensatz zur phasischen Muskulatur. Tonische Muskulatur hat, wie wir weiter oben gesehen haben, einen konstanten Spannungszustand, den so genannten Grundtonus. Die phasische Muskulatur ändert ihren Tonus in Abhängigkeit von ihrer Aktivität.

Sichtbar tonisch oder schlaff können die Haut oder das Bindegewebe sein. Am Morgen oder nach einem Urlaub, wenn wir sprichwörtlich voll Saft und Kraft sind, vermitteln wir einen anderen Tonus, der bis zu einem Glanz der Augen sichtbar sein kann. Mehr oder weniger Fülle oder Schlaffheit geben ein bestimmtes Körpergefühl, das zu unserer Stimmung beiträgt. Der Tonus der Anwesenden z.B. auf einer Pflegestation vermittelt eine bestimmte Stimmung in diesem Ambiente.

Vom Blutgefäßsystem über das Lymphsystem bis zur Interstitialflüssigkeit, der Flüssigkeit, in der jede Zelle eingebettet ist, und bis hin zur Flüssigkeit in den Zellen und Organen selbst, überall haben wir Drucksysteme von Flüssigkeiten, die dem Körper Form und Fülle geben. Die Versorgung des Körpers mit genügend Wasser ist genauso wichtig wie atmen. Im geriatrischen Bereich, in dem der Wassergehalt der Zellen tendenziell abnimmt und es leichter zu Schwächezuständen und Tonusschwankungen verschiedenster Natur kommt, ist darauf zu achten, dass die Patienten täglich ausreichend trinken.

2.2.1 Wasser, das tragende Element

Wasser hat einen hydrostatischen Druck, eine Auftriebskraft. Durch unseren Wasserhaushalt wirkt die Schwerkraft auf unseren Körper nicht gleich wie auf einen festen Körper. Wir haben im Normalfall auch wenig Gefühl für unser Eigengewicht. Fühlen wir Gewicht, z.B. schwere Beine, Arme oder einen schweren Kopf, so ist das Ausdruck für ein physiologisches Ungleichgewicht.

2.2 Tonus 61

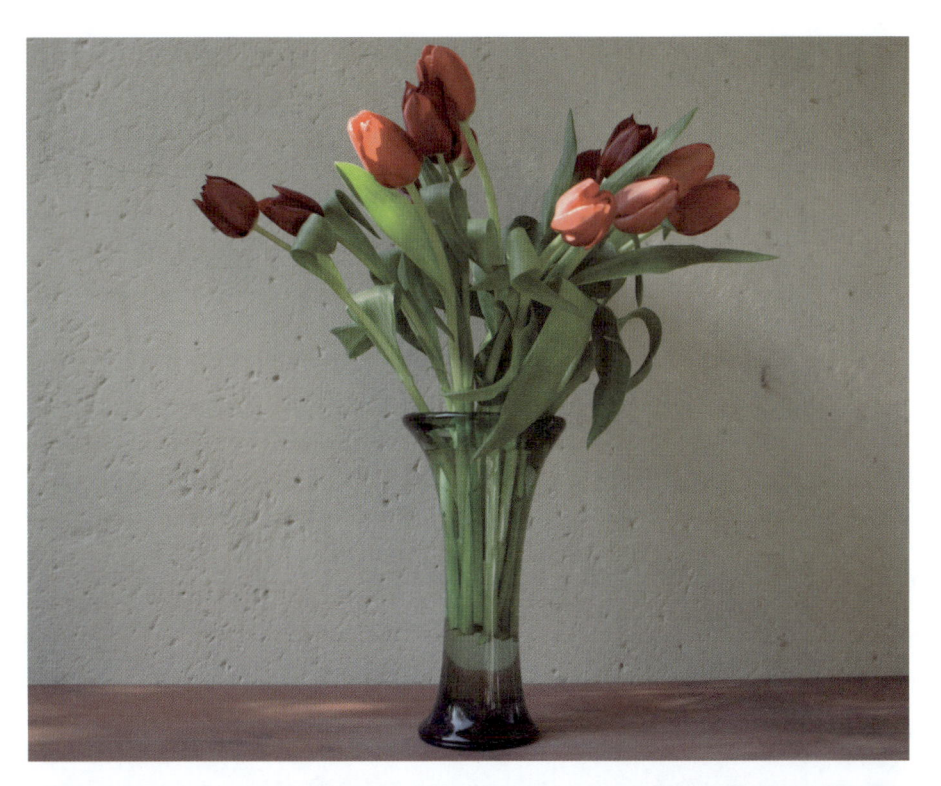

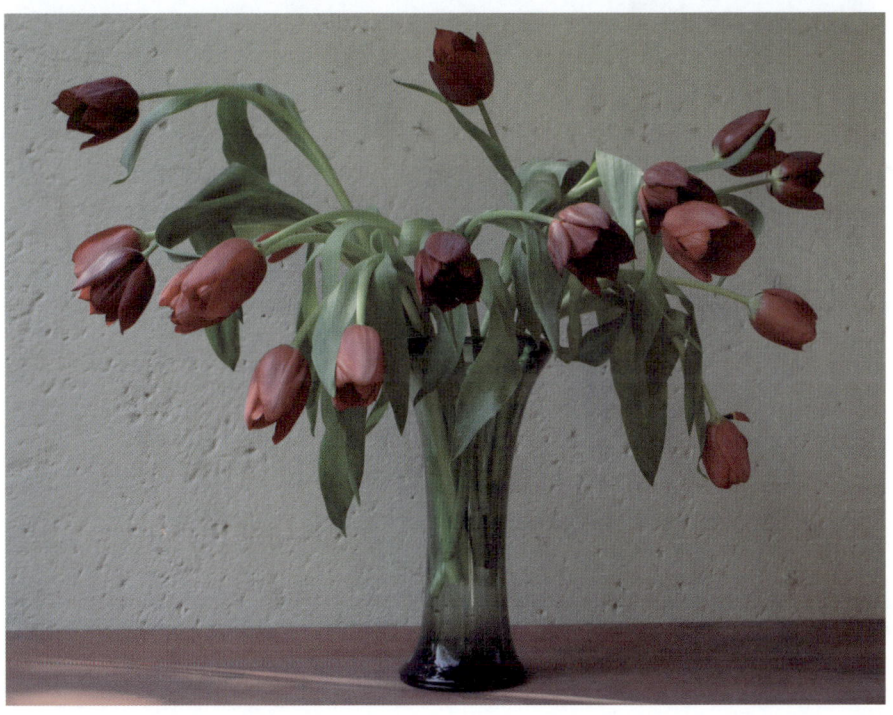

Findet eine Flüssigkeit keinen Raum, in den sie ausweichen kann, so lässt sie sich unter Druck nur unmerklich zusammenpressen; sie widersteht wie ein fester Körper. Aber sie leitet den ausgeübten Druck nicht wie ein fester Körper in die Druckrichtung weiter, sondern nach allen Seiten; der Druck wird in alle Richtungen gleichmäßig verteilt. Das kommt uns z.B. auch in den Bandscheiben zugute. Die in dem Faserring eingeschlossene Gallertmasse ist stark wasserhaltig, dämpft den auf sie ausgeübten Druck und gibt ihn gleichmäßig in alle Richtungen, d.h. auch nach oben, ab *(Abb. 2.15a–b)*. Dies ist ein auf die ganze Wirbelsäule verteiltes, hydraulisches Amortisationssystem und ist bei einem ausreichenden Flüssigkeitsgehalt eigentlich „unverwüstlich". Bleibt allerdings die Bandscheibe durch Fehlhaltung und Muskelverkürzung lange Zeit, vor allem einseitig, zusammengedrückt, so kann sie auch nachts bei Entlastung nicht mehr genügend Flüssigkeit aufnehmen, um ihre Normalform zu erreichen. Ihre Konsistenz verändert sich, sie wird flacher, hat weniger Flüssigkeitsgehalt, der Faserring wird weniger elastisch und spröder und die eingeschlossene Gallertmasse kann sich einseitig in den Faserring einpressen: Hierbei handelt es sich um Bandscheibendegeneration. Dabei hält die Bandscheibe dann eventuell dem Druck nicht mehr

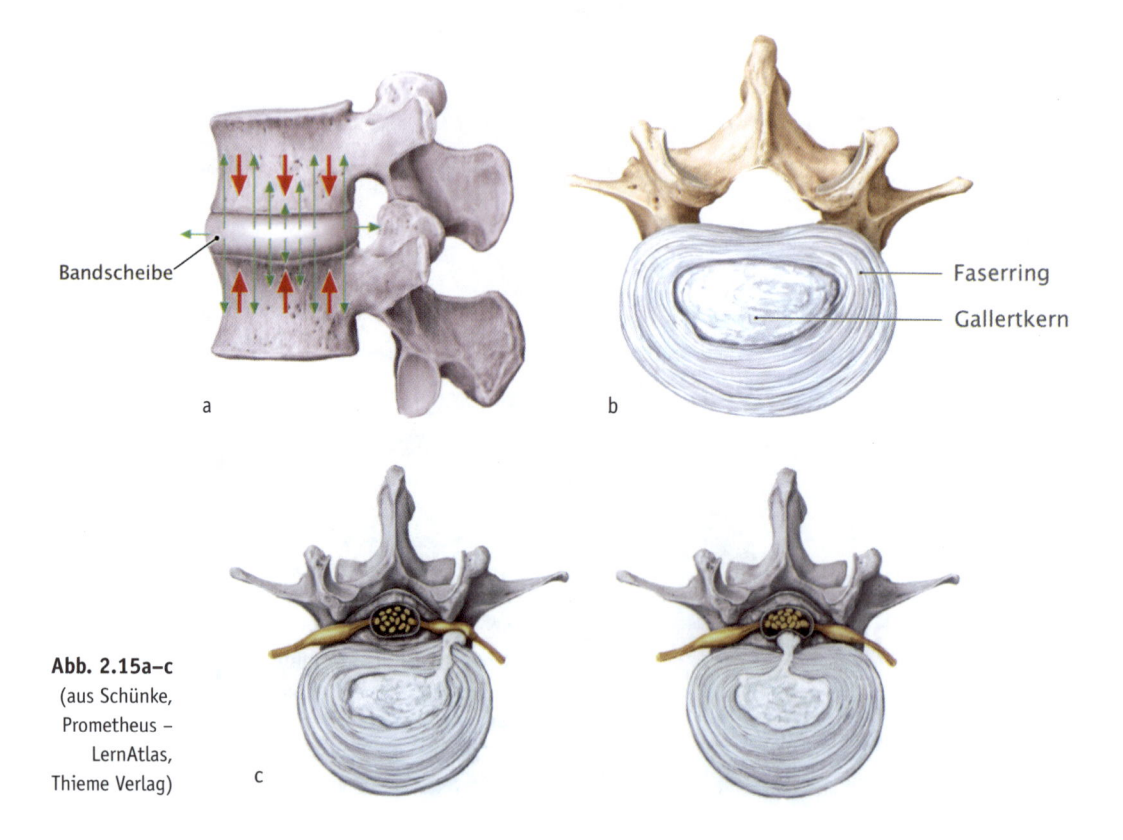

Abb. 2.15a–c
(aus Schünke, Prometheus – LernAtlas, Thieme Verlag)

stand und buchtet aus. Man spricht von Bandscheibenvorfall oder richtiger einer Hernie. In der Norm ist es aber kein „Vor"-fall. An der Vorderseite der Wirbelkörper haben wir ein starkes Band, und so finden die Bandscheiben weniger Widerstand nach hinten und hinten seitlich *(Abb. 2.15c)*. Hinten befindet sich der Rückenmarkskanal und seitlich die Austrittsforamina der Nervenwurzeln, die auf jeder Segmenthöhe austreten. Drückt die Bandscheibe auf Nervenbahnen, führt das zu starken Schmerzen, zu Sensibilitätsstörungen oder im schlimmsten Fall auch zu Lähmungserscheinungen in den von diesen Nervenwurzeln innervierten Strukturen. Da die unteren Bandscheiben zwischen den letzten Lendenwirbeln und dem Kreuzbein den stärksten Belastungen ausgesetzt sind, haben wir hier auch die häufigsten Bandscheibenprobleme. Aus den Nervenwurzeln aus dieser Zone bildet sich der Ischiasnerv, seine Irritation bewirkt die typischen Schmerzen in Bein und Fuß.

Was unsere Beweglichkeit betrifft, spielt schließlich auch die Flüssigkeit in unseren Gelenken eine große Rolle. Gelenke bewegen sich, wenn im Gelenkspalt Flüssigkeit als Gleitmittel eingelagert ist. Gerade in den tragenden Gelenken wie Hüfte und Knie haben wir ansehnliche Gelenkspalten *(Abb. 2.16)*. Durch die Gelenkflüssigkeit können die Gelenke ihren Bewegungsspielraum halten. Fehlt Flüssigkeit und die Knochen reiben aufeinander, entstehen Entzündungen und Arthrose, d.h. Abnützungen und Verformungen der Gelenkflächen.

Im geriatrischen Kontext möchte ich besonders auf Orthostasereaktionen hinweisen. Im Übergang vom Liegen zum Sitzen und vom Sitzen zum Stehen kommt es zu hydrostatischen Druckveränderungen und zu einer Umverteilung des Blutvolumens, die mit der Aktivierung des sympathischen Nervensystems, d.h. mit Reaktionen in den Gefäßen, mit Herz- und Nierentätigkeit wieder ausgeglichen werden. Bei jungen gesunden Menschen sind diese Druckausgleiche problemlos und werden kaum wahrgenommen. Bei einem älteren Menschen kann dieser Druckausgleich etwas länger dauern. Man sollte deshalb besonderes Augenmerk auf Übergangspositionen haben und langsam vorgehen. Man kann beim Aufsetzen auf halber Höhe einmal anhalten und auf alle Fälle im Sitzen abwarten, bis der Kreislauf sich angepasst hat und wieder stabil ist.

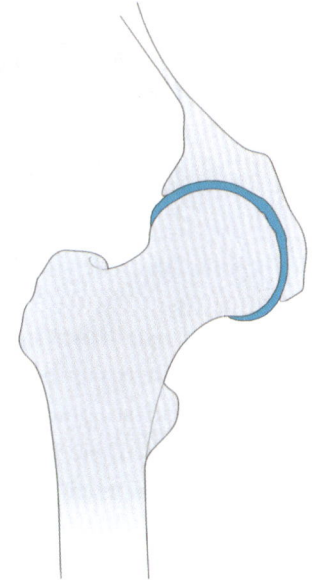

Abb. 2.16

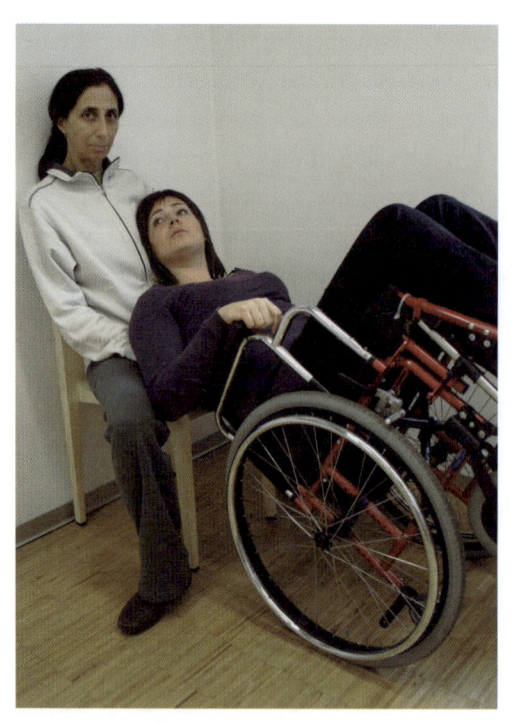

Kollabiert ein Patient im Rollstuhl, weil für seinen Kreislauf das Sitzen zu anstrengend war, ist es sehr schwierig, ihn in diesem Zustand ins Bett zu bringen. Meistens kommt der Mensch rasch wieder zu Bewusstsein, wenn wir den Rollstuhl nach hinten kippen. Am besten, wenn man sich selbst mit einem Stuhl an eine Wand setzt und so den gekippten Rollstuhl und den Kopf des Patienten gut halten kann *(Abb. 2.17)*. Eine zweite Pflegekraft kann eventuell den Rollstuhl von vorne stützen. Danach kann man den Patienten leichter ins Bett bringen.

Abb. 2.17

2.2.2 Haltung

Haltung ist nicht etwas Gehaltenes, schon eher etwas Gestandenes oder Getragenes. Andererseits sagt man, Haltung komme von innen. Die Körperhaltung ist Ausdruck und ist Sprache im vielfältigsten Sinn. Wenn wir von einer guten oder einer geknickten, einer aufrechten oder einer schlechten Haltung sprechen, so meinen wir hauptsächlich unsere Körperhaltung. Doch Haltung ist ein sehr weiter Begriff. Einige Adjektive deuten auf eine Geisteshaltung, wie etwa konservativ, progressiv, ablehnend, zögernd, religiös, klar oder zwiespältig, beispielhaft, professionell, ruhig oder vornehm. Aber wenn wir von einer aufrechten, von einer stolzen, von einer schlaffen oder steifen, von einer entschlossenen oder selbstbewussten, von einer gelassenen oder von einer verkrampften oder lässigen Haltung sprechen, bringt das zum Ausdruck, wie sehr der Tonus, unsere Gemütslage und unser Charakter sich auf unsere ganze Körpersprache auswirken. Wir haben eine bestimmte Haltung zu den Dingen, wir „vertreten" eine Position und wir „stehen" zu unserer Meinung – oder auch nicht.

„Haltung bewahren" kann etwas Gekünsteltes an sich haben, kann ein Verdrängen von Gefühlen sein oder aber Ausdruck für wirklichen inneren Halt und Stärke sein. An der Haltung eines Menschen kann man, wenn man sie mit

2.2 Tonus

Geduld auf sich wirken lässt, alles Mögliche ablesen – das Meiste ist auch einem Laien sichtbar. Haltungsänderungen sind oft komplexe Prozesse oder können bei einer Änderung der Gemütslage auch plötzlich erfolgen. Und ändert sich das Körperbewusstsein, kann sich auch die Körperhaltung rasch ändern.

Aber kein Kleiderbügel hält uns nach oben. Wir stehen, weil wir unser Gewicht auf den Boden abgeben können und der Gegendruck desselben uns trägt. Das Gewicht muss zum Boden abgeleitet werden.

Haltung kann sicher auch geübt werden, an Haltung kann man arbeiten. Dabei spielt immer ein innerer Tonus eine große Rolle. Einen heranwachsenden Jugendlichen ständig zu ermahnen, gerade zu stehen, wird von wenig Erfolg gekrönt sein. Nimmt man längere Zeit eine bestimmte Haltung ein, können sich die entsprechenden Gewebe, besonders die Muskeln und Sehnen, verkürzen. Eine besondere Rolle für eine gute Haltung spielt die Architektur der Füße. Die gleichmäßige Verteilung des Gewichtes auf die Füße hat einen großen Einfluss auf die Statik des Körpers. Beim Stehen fällt, wie wir gesehen haben, die Körperachse in die Knöchelregion. Von dort wird das Gewicht besonders auf drei Punkte abgeleitet: etwa zwei Drittel auf die Ferse und vom restlichen Drittel noch einmal etwa zwei Drittel Richtung Basis der großen Zehe und ein Drittel auf die Basis der kleinen Zehe. Es entsteht eine dreibogiges gefedertes System *(Abb. 2.18)*. Unsere „Standfestigkeit" ist ausschlaggebend für eine stabile Haltung.

Das Gewicht auf den Boden abgeben zu können, heißt nicht, schlaff und müde zu hängen, sondern durch den Gegendruck des Bodens Kraft und Halt für eine aufrechte Haltung zu bekommen. Eine gute Stabilität erlaubt es uns erst, beweglich zu sein. Gegen die Schwerkraft anzukämpfen, ist hingegen ein Unterfangen, das zum Scheitern verurteilt ist. Wenn wir als Übung versuchen, dies bewusst wahrzunehmen, können wir spüren, wie überflüssige Anspannung nachlässt und Stabilität zunimmt: Wir können im Stehen wahrnehmen, wie sich das Gewicht auf die Füße verteilt und ob wir etwas mehr auf den Fersen oder auf den Vorderfüßen, auf der Innen- oder Außenkante, etwas mehr auf einem oder dem anderem Bein stehen, und wir können eine Mitte finden. Um locker aufrecht stehen zu können, ohne zu ermüden, sollte sich die Gewichtsableitung nirgends stauen. So ein Stau entsteht

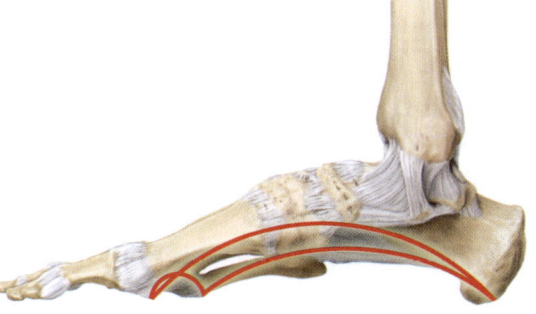

Abb. 2.18

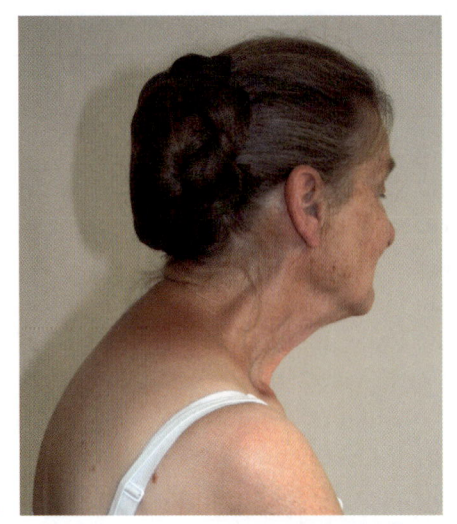

Abb. 2.19a

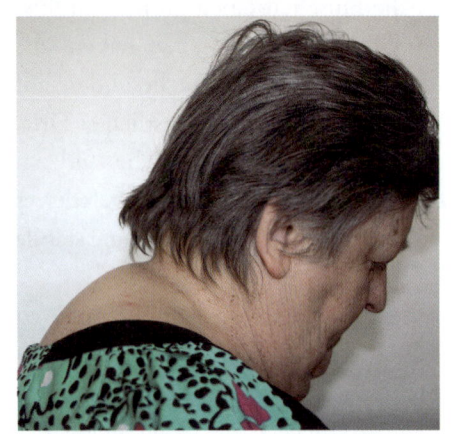

Abb. 2.19b

zum Beispiel im Becken, wenn man mit gespreizten Beinen steht, oder auch in der Lendengegend, wenn man ein sehr ausgeprägtes Hohlkreuz hat.

Eine große Rolle für die so genannte gute Haltung spielt die Position des Kopfes. Er bildet den anderen Pol unseres Körpergefüges. Sitzt er nicht gerade, hat das nicht nur Auswirkungen auf die Nacken- und Halsmuskulatur und auf die ideale Position unsere Sinnesorgane, sondern auch auf das Achsengefühl und auf die Spannungslage des ganzen Körpers. Eine aufrechte Haltung, bei der ein Körpersegment über dem anderen gelagert ist, ist die am wenigsten anstrengende.

Spannungen und Muskelverkürzungen zeigen sich oft in der Form, dass man von außen, also von vorne oder von der Seite gesehen leichte Achsenverschiebungen sieht. Es kann sich aber auch um eine Kompression auf einer Linie handeln. Strukturierte Verkürzungen im Nackenbereich zeigen sich zum Beispiel durch eine nach vorne verschobene Kopfhaltung *(Abb. 2.19a)* oder auch durch einen direkt auf die Schultern aufgesetzt erscheinenden Kopf *(Abb. 2.19b)*. Bei älteren Personen findet man oft starke Verkürzungen der Muskulatur, die sich über Jahre entwickelt haben und sich auch nicht so ohne weiteres dehnen lassen *(Abb. 2.20a–c)*. Leichte Verkürzungen oder Achsenverschiebungen in der Jugend können über Jahrzehnte zu ausgeprägten Fehlstellungen führen.

Unter *Haltungsfehlern* versteht man allgemein länger angenommene Fehlhaltungen, z.B. eine Schulterschiefstellung durch einseitiges Tragen. Von einem Haltungsschaden spricht man normalerweise erst dann, wenn Haltungsfehler zu Veränderungen des Knochengerüstes führen. Anhaltende Fehlhaltungen führen aber besonders auf Muskelebene zu Tonussteigerungen und dann zu Verkürzungen. Diese wirken dann auf die Gelenke und auf Achsenveränderungen bis hin zu Veränderungen der Knochenform. Die Art, wie sich Spannungen und Fehl-

2.2 Tonus

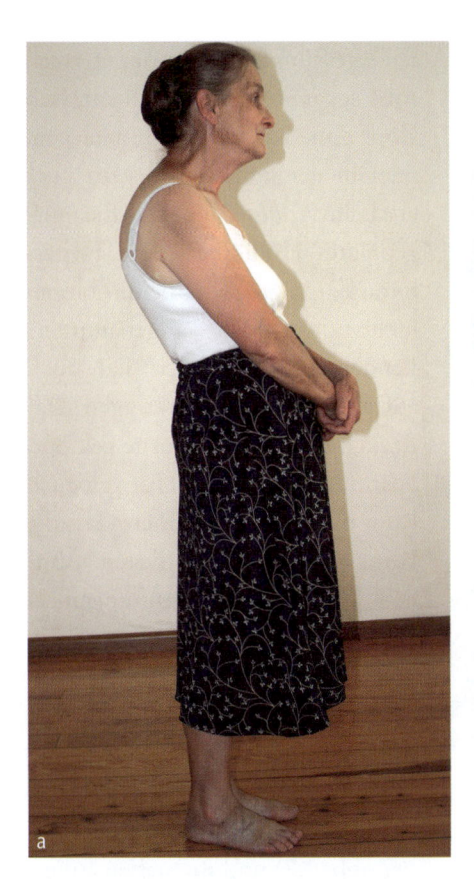

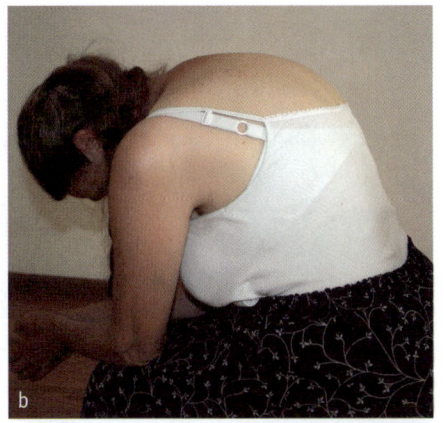

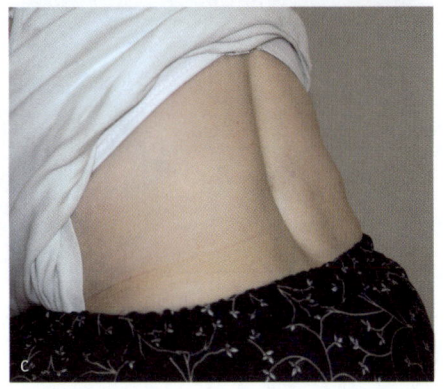

Abb. 2.20a–c

haltungen mit der Zeit manifestieren, hängt von verschiedenen Faktoren ab: von der Konstitution, vom Naturell, von der Arbeit, die man verrichtet, von Schmerzen oder anderen Sekundärschäden nach Unfällen oder Traumen, von einer Gewichtszunahme.

Ein ausgeprägter Busen bei einem heranwachsenden Mädchen kann dazu führen, dass die Schultern nach vorne gekrümmt werden und ein Rundrücken entsteht. Bei einem anderen Mädchen kann dies dazu führen, dass die Schultern stark nach hinten und oben gezogen werden, also zu einer übertrieben geraden Haltung und zu Verspannungen zwischen den Schulterblättern, um das Gewicht zu halten. Es gibt angeborene Fehlstellungen und Probleme wie Skoliosen und Plattfüße, die besonders während der Wachstumsphasen von Kindern und Jugendlichen auftreten.

In unserem Kontext geht es aber eher um langjährige Fehlhaltungen, die zu Strukturveränderungen führen, welche dann verantwortlich sind für Schmerzen und Fortbewegungsprobleme bis hin zu sehr ausgeprägten Kontrakturen mit Lagerungsschwierigkeiten. Besonders sichtbar und fühlbar wird dies bei einer flachen Rückenlage, in der es eventuell sogar schwierig erscheint, den Kopf ohne Kissen ganz hinzulegen, oder in der der Nacken ganz kurz erscheint *(Abb. 2.21a–b)*. Ein ausgeprägtes Hohlkreuz, eine Hyperlordose, zeigt sich beim Liegen nicht nur in einer „aufgebäumten" Lendenregion, sondern hat auch auf das Becken Auswirkungen. Das Becken scheint nach vorne gekippt. Spannungen in den Hüftgelenken kann man daran erkennen, dass die Beine nicht locker aufliegen. Ähnlich können sich Spannungen in Nacken und Schultern so zeigen, dass die Arme nicht locker und gestreckt aufliegen. Bei leichteren Kontrakturen ist es eine gute Übung, sich öfters flach in Rückenlage ohne Kissen auszustrecken und ein paar Minuten zu entspannen.

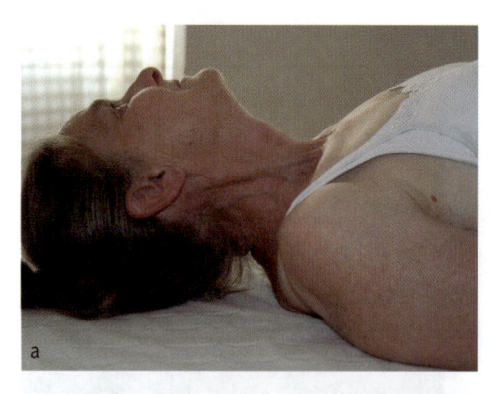

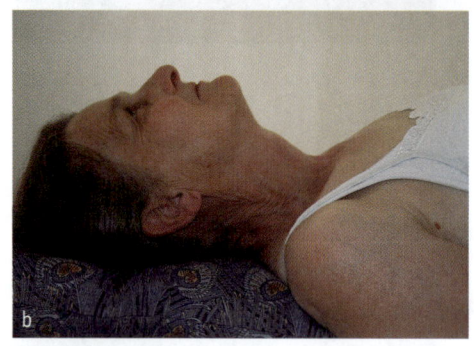

Abb. 2.21a–b

Da also Muskeln in Kettensystemen arbeiten (s. Abb. 2.7) und im Stehen außerdem das Gleichgewicht gewährleistet werden muss, findet man einige Haltungsmuster, die häufiger vorkommen als andere. Eine nach vorne verschobene Kopfhaltung ist oft gepaart mit einem Rundrücken und nach vorne geschobenen Schultern und Becken. Ein starkes Hohlkreuz geht oft einher mit einer Beugekontraktur in den Hüftgelenken. Dies bringt dann eventuell eine etwas vorgebeugte geknickte Haltung und ist im Alter besonders häufig.

Hat die Rückenmuskulatur ihre normale Länge, zeigt sich das, wenn man sich im Sitzen nach vorne beugt: Der Rücken erscheint gleichmäßig gerundet, und die einzelnen Wirbel kann man an den Dornfortsätzen abzählen *(Abb. 2.22a)*. Ein gesunder Rücken hat auch in die andere Richtung eine Beweglichkeit *(Abb. 2.22b)*. Ist die Muskulatur hingegen in bestimmten Bereichen verkürzt, sieht man das daran, dass diese Zonen flacher oder sogar nach innen gezogen erscheinen (wie in Abb. 20b–c).

Um bei der Arbeit kurz unseren Rücken zu entlasten, können wir uns, auf einem Stuhl sitzend nach vorne hängen lassen *(Abb. 2.23a–b)*. Das ist sehr wohltuend, sei es mit aufgestützten Ellbogen (Kutschersitz), sei es die Arme ganz zum Boden

2.2 Tonus

hängen lassend. Wichtig ist in jedem Fall, dass man den Kopf hängen lässt, dieser dehnt dann mit seinem Gewicht den ganzen Rücken. Kurz sich ausruhen kann der Rücken auch über einen Schreibtisch gebeugt oder, wenn man sich rittlings auf einen Stuhl setzt und die Arme auf der Stuhllehne aufstützt. Auch im Stehen lässt sich der Körper locker dehnen, wenn wir uns so wie in Abbildung 2.13b nach vorne beugen.

Tatsache ist, das Leben formt den Menschen. Aber wenn wir etwas achtsam mit uns umgehen, können wir unsere Haltung pflegen und mit wenig Aufwand größeren Haltungsschäden vorbeugen.

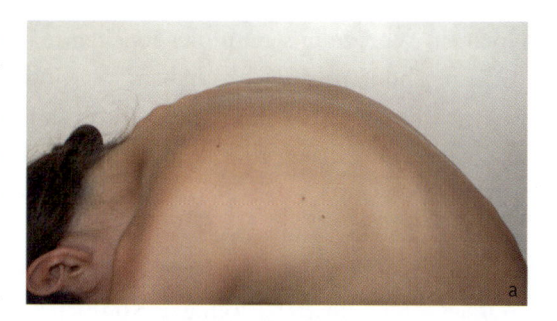

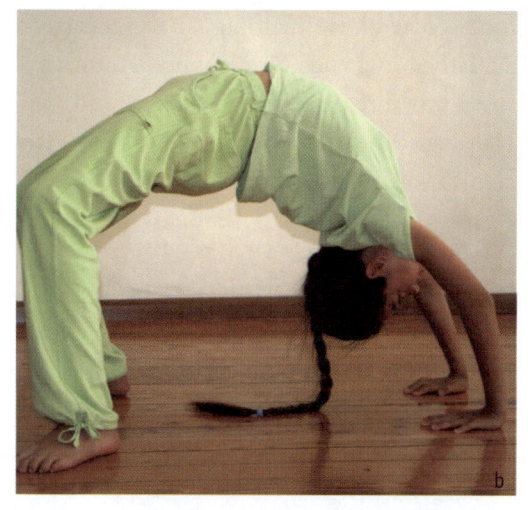

Abb. 2.22a–b

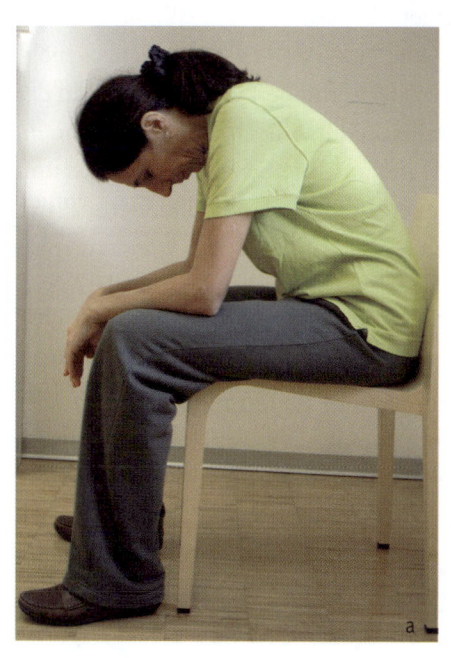

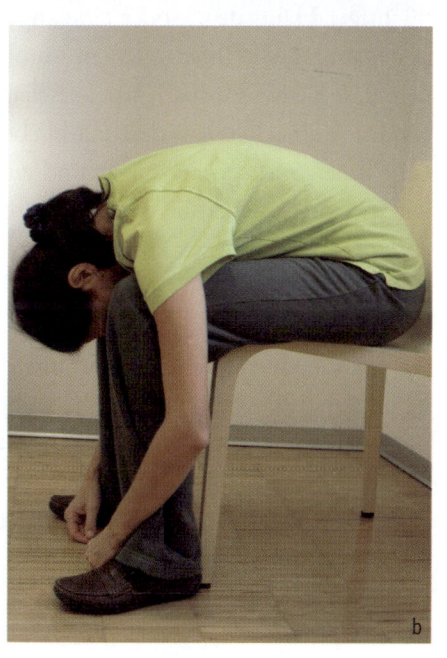

Abb. 2.23a–b

Noch ein Wort zu unserer professionellen Haltung, die wir im Kapitel Aufmerksamkeit schon angesprochen haben. Begegnung erfolgt, wenn wir den Anderen wahrnehmen und, wenn er uns wahrnimmt. Diese Begegnung erfolgt jenseits und vor jeder verbalen Kommunikation. Sie kann nur erfolgen, wenn wir wirklich mit unserem Körper und mit allen Sinnen präsent sind, wenn wir eine Haltung mit einem Tonus haben, die uns nicht zu zerstreuten Beobachtern einer Situation macht, sondern durch die wir ganz dabei sind, in der wir Akteure und so im Rahmen unseres jeweiligen Kompetenzbereiches Herr der Situation sind. Eine solche aktive Haltung ist ausschlaggebend für unser Selbstverständnis bei der Arbeit und auch für die innere Autorität, die es uns ermöglicht, kranke Menschen auf ihrem Weg zu begleiten und, wo notwendig, zu unterstützen. Eine Haltung, die vom Patienten als sichere Präsenz wahrgenommen wird, gibt ein Gefühl von gut aufgehoben sein, von Sicherheit und Geborgenheit.

2.3 Berührungskompetenz

Den Körper eines anderen Menschen zu berühren und berührt zu werden, ist normalerweise eine recht intime Angelegenheit. Einige Kontaktmomente sind von einer Art und Weise, die wir sozial eher gewohnt sind, und werden eventuell recht oberflächlich und mit wenig persönlicher Nähe ausgeführt, wie etwa ein flüchtiger Händedruck oder eine angedeutete Umarmung. Legt Ihnen aber ein unbekannter Mitfahrer in einem Autobus eine Hand auf das Knie, wäre es möglich, dass Sie am ganzen Körper erschauern oder zumindest erschrecken, und der Eindruck einer Grenzverletzung bliebe wahrscheinlich noch eine Zeit erhalten. Legt Ihnen andererseits ein Freund eine Hand auf Ihre Schulter, kann das nun wieder eine ganz beruhigende Wirkung haben. Aber auch ein Händedruck, mit etwas Teilnahme ausgeführt, kann schon einen ersten „Eindruck" von der Person vermitteln – vor allem, wenn man sich dabei auch noch bewusst in die Augen schaut. Ein Kontakt entsteht, und diese Person wird nie mehr eine fremde sein. Jeder Kontakt verändert etwas in uns.
Es ist sicher schwierig, allgemein festzulegen, wann Berührung angenehm oder unangenehm empfunden wird. Zuviel hängt von der Disposition der Beteiligten ab, sicher ist der grundlegende Unterschied dadurch gegeben, ob man bei der Sache ist oder nicht; nur dann entsteht Kommunikation, und dann kann ich sehen und spüren, was für die betreuten Personen angenehm oder unangenehm und eventuell auch schmerzhaft ist. Fingerspitzengefühl zu haben, heißt nicht unbedingt, besonders vorsichtig zu arbeiten, sondern bis in die Fingerspitzen

präsent zu sein. Wenn man dann richtig zupacken und halten muss, so kann das durchaus Halt und Sicherheit vermitteln.

Disposition und Präsenz ergeben sich von selbst, wenn die Bindung groß ist. Kaum muss man einer Mutter zeigen, wie sie ihr Kind anfassen soll. Sie wird es auch ohne Anleitung sicher halten. Trotzdem kann auch da der eine oder andere Rat durchaus hilfreich sein.

In der Geriatrie kommen aber noch einige „erschwerende" Begleitumstände dazu:

▷ Das Gewicht und die Schwere der Bewegungseinschränkung bringen es mit sich, dass Pfleger und Therapeuten in erster Linie auf das Halten und auf das Transferziel konzentriert sind, das „Wie" bleibt nicht selten im Hintergrund.
▷ Der Zeitdruck erschwert eine bewusste Vorgehensweise Schritt für Schritt.
▷ Der Routinecharakter der Handhabungen lässt oft vergessen, dass Berührung keinen Selbstverständlichkeitscharakter hat und die Befindlichkeit des Patienten immer beeinflusst.
▷ Bereits bestehende Schmerzen, Wunden, Katheter, Sonden, Kanülen, Flebos, aber auch Kot oder Erbrochenes können Hindernisse sein, und die Vorgehensweise muss irgendwie adaptiert werden.
▷ Viele ältere Personen sind generationsbedingt nicht viel Körperkontakt gewohnt, und es kommt vor, dass sie es grundsätzlich als unangenehm empfinden, angefasst zu werden.
▷ Unsicherheit in den auszuführenden Handlungen, wenig Teilnahme der Patienten, Geruchsbarrieren oder auch Antipathien können einen direkten Einfluss auf die Qualität der Berührung haben.

2.3.1 Der Einsatz der Hände

Trotz all dieser Vorbehalte möchte ich aber doch versuchen, einige Anleitungen zum Einsatz der Hände zu formulieren. Eventuell können Sie auch mit Arbeitskolleginnen ausprobieren, was angenehm und was unangenehm ist, was Präsenz und Sicherheit vermittelt und was weniger. Ein Beurteilungskriterium ist die Ästhetik, die sich aus einem guten Berührungs-, Halte- und Führungskontakt ergibt. Zerren oder Klammern oder ruckartige Bewegungen sehen schon beim Zusehen unangenehm und unschön aus. Je mehr sich der Patient mit seinen Kompetenzen einbringen kann, desto natürlicher wirken die Bewegungsabläufe. Wird der Patient in seiner Mitarbeit durch zu rasche oder zu komplexe Bewegungen eingeschränkt, sieht das Ganze gleich schwerfälliger aus. Voraussetzung ist natürlich, dass man mit Aufmerksamkeit hinschaut – dann kann man sich durchaus hineinfühlen. Es geht uns hier aber sicher nicht um die Ästhetik ihrer selbst willen. Sondern es geht darum, dass unser Tun Auswirkungen auf die Befindlichkeit der Patienten hat. Unsicherheiten und Anstrengungen in den Transfers lösen Angst- und Stressreaktionen aus und haben Auswirkungen auf physiologische Parameter wie den Blutdruck, die Pulsfrequenz und auch auf die Schmerzempfindlichkeit. Die ruhige Hand und der angemessene Bewegungsrhythmus wirken stimulierend und beruhigend.

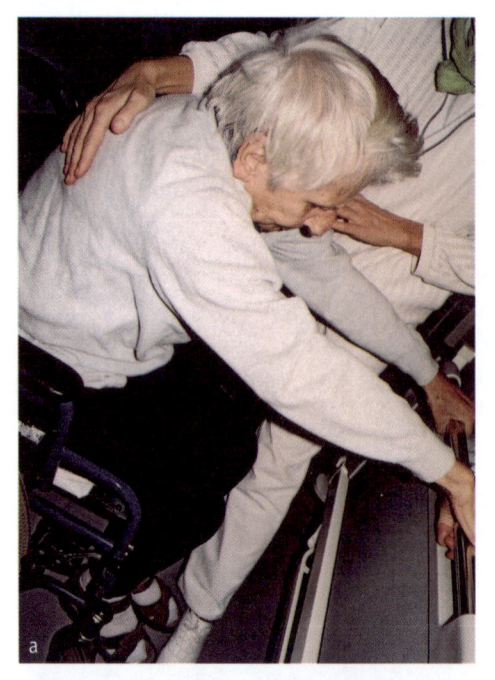

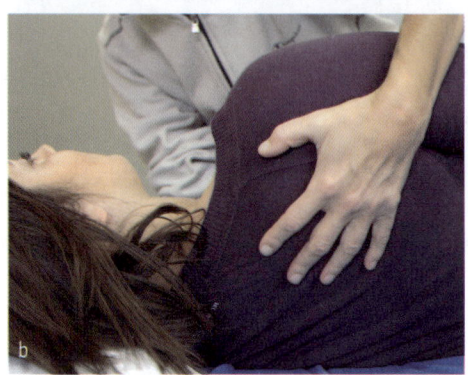

Berühren und halten sollten wir mit der ganzen flachen Hand *(Abb. 2.24a–b)*. Fingerspitzen oder gar Nägel sollten nie ins Fleisch gedrückt werden. Das klingt einleuchtend, ist aber, gerade wenn man fest halten muss, nicht so einfach. Es erfordert vor allem anfangs viel Konzentration, mit den Fingern nicht zu krallen, da man dabei den vermeintlich sichereren Griff hat.

Um unter den aufliegenden Körper der Patienten zu fahren, sollte man die Hand nicht gegen Widerstand einfach hineindrücken. Es fühlt sich für Therapeuten und betreute Person besser an, wenn man z.B. die Daumenkante anlegt und die Hand darüber abrollt *(Abb. 2.25a–e)*.
Auch eine Drehung des betroffenen Körperbereiches kann hilfreich sein, um gut untergreifen zu können.

Abb. 2.24a–b

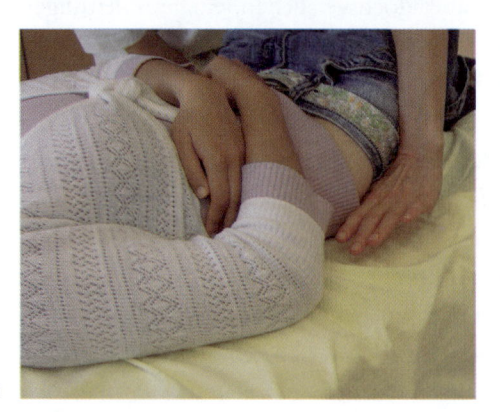

Abb. 2.25a

2.3 Berührungskompetenz

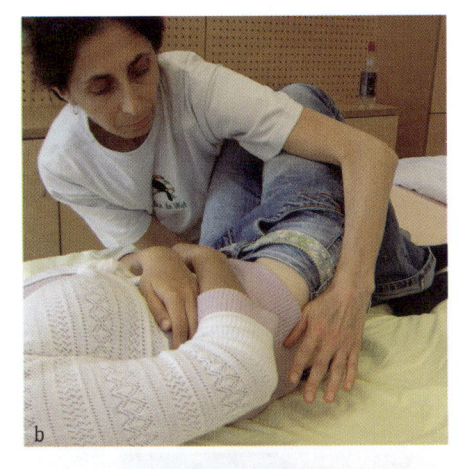

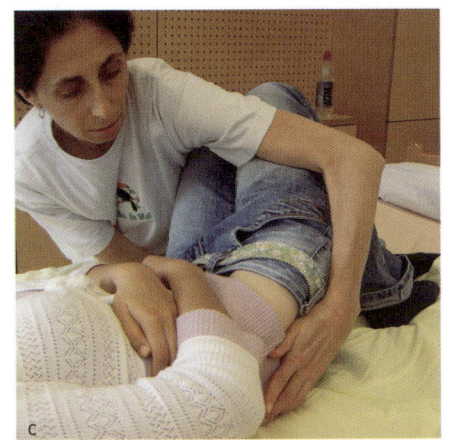

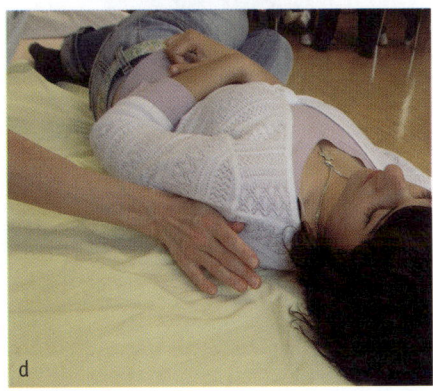

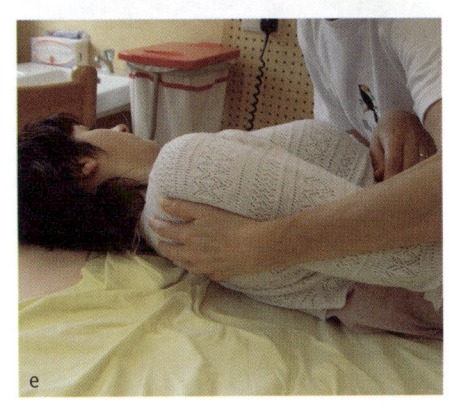

Abb. 2.25b–e

Quergriffe am Körper werden meistens als unangenehm empfunden und sollten so weit wie möglich vermieden werden *(Abb. 2.26a–b)*. Unter Quergriffen verstehe ich hier Griffe quer zur Körperachse. Das hängt auch mit der anatomisch-

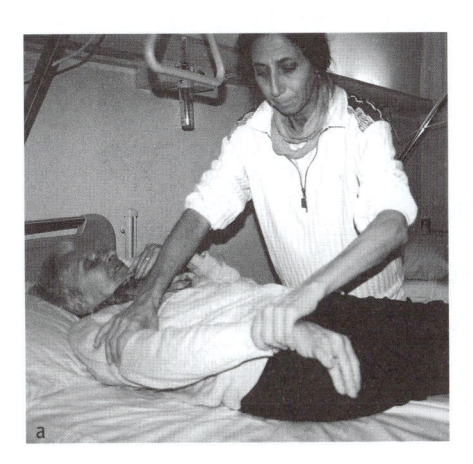

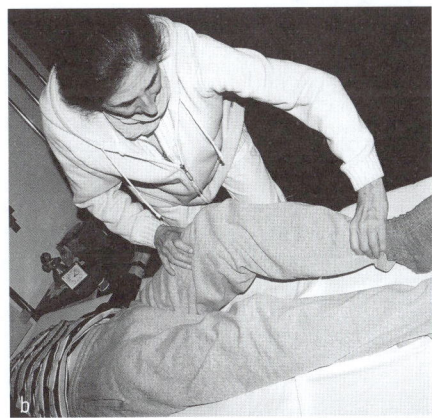

Abb. 2.26a–b

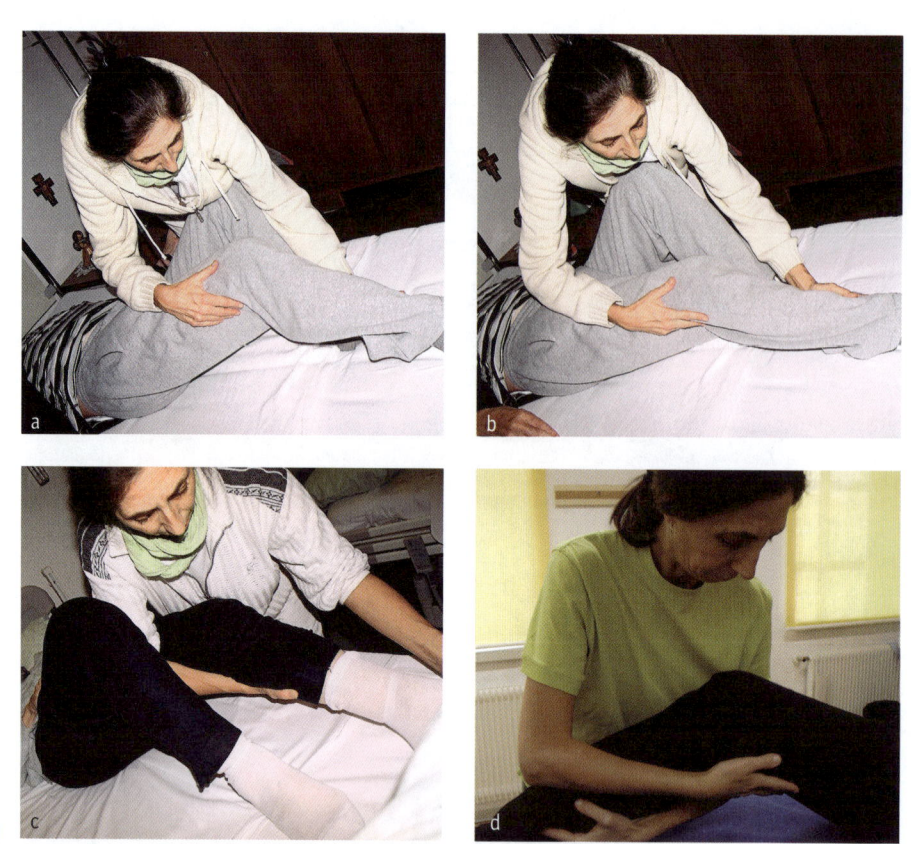

Abb. 2.27a–d

physiologischen Struktur des Menschen zusammen: Die meisten Muskeln verlaufen längs der Körperachse und spiralenförmig längs der Gliedmaßen. Ebenso verlaufen Blut- und Nervenbahnen längs. Klammergriffe wirken unangenehm absperrend und regen nicht zum Mitmachen an, sondern blockieren jede Eigenbewegung der Patientinnen. Wenn man hingegen in Richtung der Körperachse arbeitet, wird man eher spiralförmige Bewegungen einbringen. Der Patient hat das Gefühl, in seiner Restkompetenz geleitet und gestützt zu werden *(Abb. 2.27a–d).*

Durch eine frontale Position quer zum Bett wird man eher zu Quergriffen verleitet. Außerdem ist dies auch für die eigene Haltung und die Belastung der Wirbelsäule recht ungünstig, wie wir gesehen haben. Dabei geht oft auch die Aufmerksamkeit nicht zum Patienten hin. Verstärkt wird diese Tendenz, wenn man zu zweit arbeitet. Die Aufmerksamkeit geht dann in erster Linie zur Mitarbeiterin. Der Patient wird „abgeschnitten" (s. Abb. 2.13d).

Aus diesem Querstand zum Bett wird die Patientin beim Waschen und Wechseln auch häufig zur Seite gerollt, einmal nach links und einmal nach rechts *(Abb.*

2.3 Berührungskompetenz

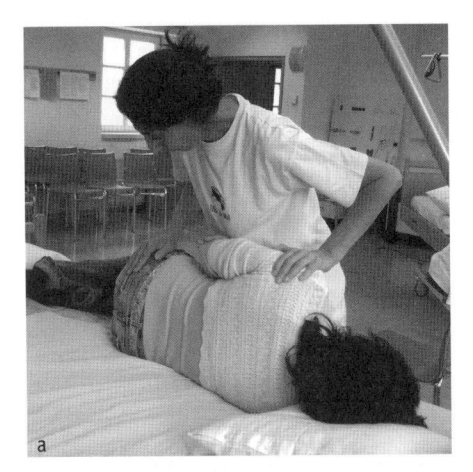

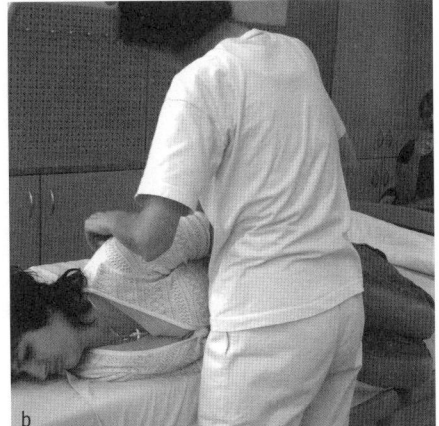

2.28a–c). Dabei wird sie gleichzeitig an Schultern und Becken angefasst und gewälzt. Hierbei hat der Betroffene keine Möglichkeit mitzuarbeiten, und die Versteifung, die entsteht, wird noch durch die für den Patienten beängstigende Bettrandsituation verstärkt. Besser wäre es, man würde die Beine aufstellen und nun von den Knien bzw. vom Becken aus nach links und rechts drehen. Der Rumpf geht dann soviel mit wie nötig bzw. kann separat bewegt werden.

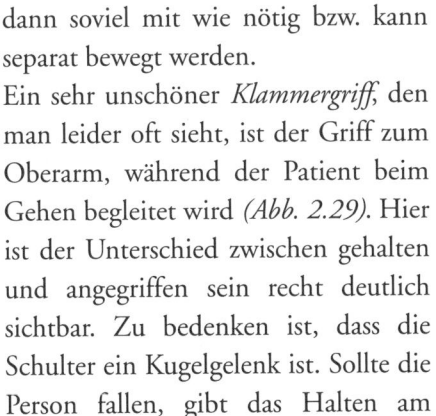

Ein sehr unschöner *Klammergriff*, den man leider oft sieht, ist der Griff zum Oberarm, während der Patient beim Gehen begleitet wird *(Abb. 2.29)*. Hier ist der Unterschied zwischen gehalten und angegriffen sein recht deutlich sichtbar. Zu bedenken ist, dass die Schulter ein Kugelgelenk ist. Sollte die Person fallen, gibt das Halten am Oberarm wenig Stabilität.

„Nicht in Zwischenräume greifen" ist eine der Grundaufforderungen der Kinästhetik (siehe Anhang, Kap. 4).

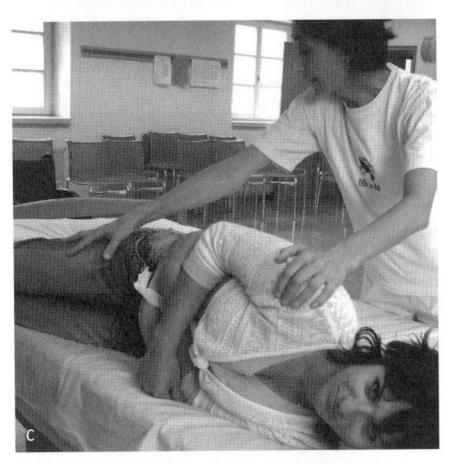

Abb. 2.28a–c

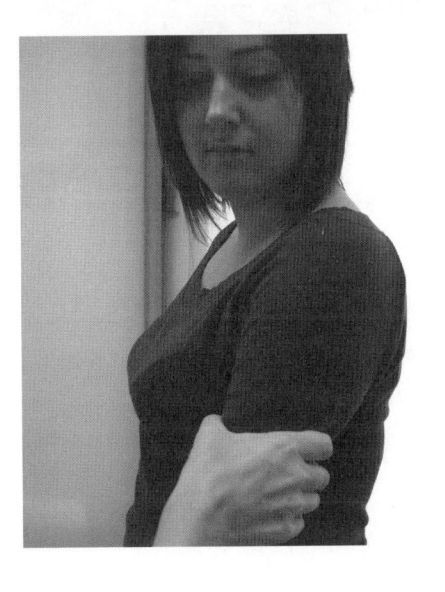

Abb. 2.29

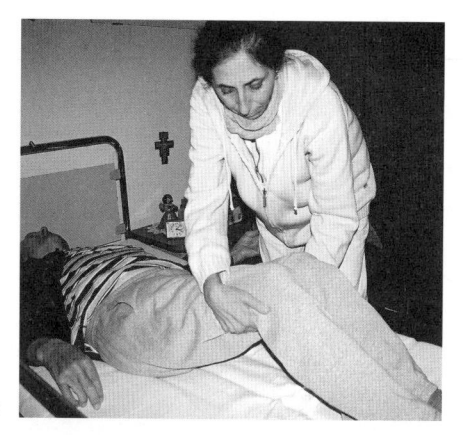

Abb. 2.30

Darunter versteht man beweglichere Zonen, Gelenkszonen, die eher frei bleiben sollen, wie etwa Kniekehlen, Achselhöhlen, Nacken- und Lendenregion. Greift man in diese Zonen *(Abb. 2.30)*, fühlt sich der Betroffene eher in der Bewegung eingeschränkt und kann auf alle Fälle selbst weniger mitarbeiten. Dazu kommt, dass diese Regionen auch sensiblere Zonen sind, wo Berührung stärker verspürt wird.

Ein Hochziehen unter den Achseln birgt eine große Verletzungsgefahr für vielleicht schon etwas starre und arthrotisch veränderte Schultern in sich und gibt außerdem wenig Halt *(Abb. 2.31a–b)*. Absolut untersagt ist ein solches Anfassen für hypotone Schultern: Ziehen an einem gelähmten Arm, wie bei einer Halbseitenlähmung, kann eine Humerussubluxation hervorrufen, hat Schmerzen und Bewegungseinschränkungen zur Folge und erhöht die Spastizität des betroffenen Armes. Greift man in den Nacken, um den Patienten nach vorne zu ziehen, ruft dies eine Versteifung der Nackenregion hervor. Er tendiert als Reaktion dazu, mit dem ganzen Oberkörper nach hinten zu drücken. Man erreicht dadurch das Gegenteil von dem, was man eigentlich möchte. Anders ist es, wenn man am Hinterkopf oder an den Schulterblättern eine leichte Stütze gibt, damit sich der Patient z.B. im Sitzen leichter nach vorne beugt.

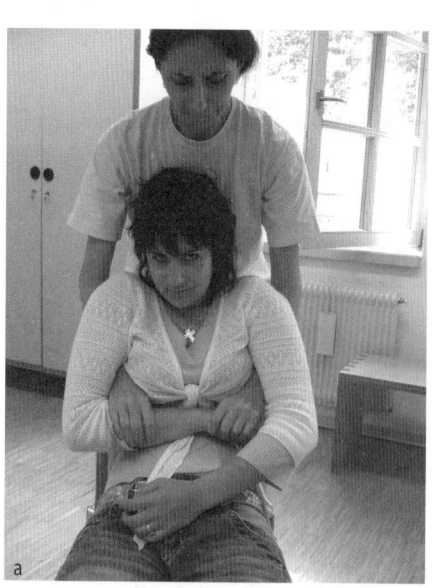

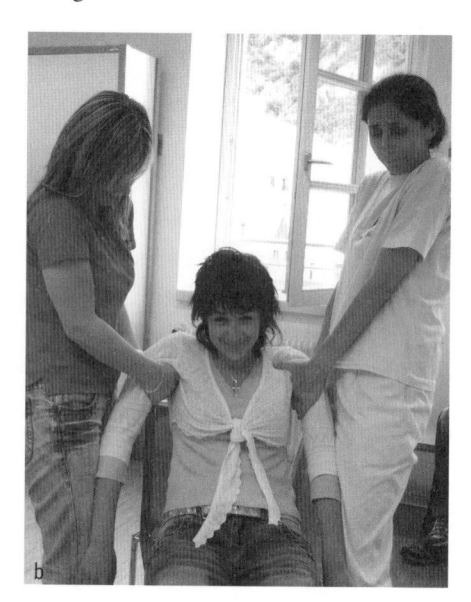

Abb. 2.31a–b a b

2.3 Berührungskompetenz

Oft vernachlässigt werden die *Hände* der betreuten Personen, besonders wenn sie etwas verkrampft und gefaustet sind. Hände sind natürliche Kontakt- und Haltezonen. Natürlich muss vermieden werden, dass sich die Person irgendwo festkrallt oder nur zieht und damit eigentlich in die Gegenrichtung arbeitet. Aber ein „Hand in Hand" legen kann etwa beim Drehen im Bett *(Abb. 2.32a–c)* oder beim Vorbeugen auf dem Stuhl durchaus hilfreich sein. Der natürliche Tonus, der dadurch in den Armen entsteht, vermeidet Schulterschmerzen, die sonst bei passiven Haltegriffen an den Armen durchaus auftreten. Auch beim Gehen kann es hilfreich sein, dass die Hände der Patienten durch Stützen auf die Unterarme der Betreuerin beschäftigt werden. Bedenken muss man allerdings, dass ein Ziehen an den Händen eventuell einen Gegenzug von Seiten der Patienten hervorruft.

Das Halten am *Fuß* wird von den Patienten unterschiedlich empfunden. Es gibt sehr empfindliche Menschen, für die jeglicher Kontakt auf der Fußsohle störend wirkt oder auch kitzelt. Sicher sollte auch hier ein Klammergriff vermieden werden. Ein schönes Umfassen der Ferse bei gleichzeitigem Stützen des Fußes mit Handgelenk und Unterarm kann aber auch als sehr angenehm empfunden werden und ist etwa zum Aufstellen des Beines hilfreich *(Abb. 2.33a–c)*.

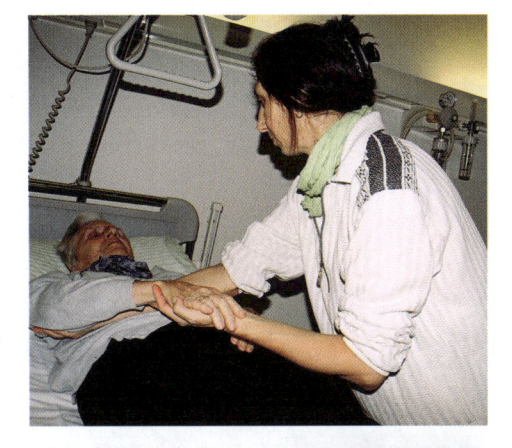

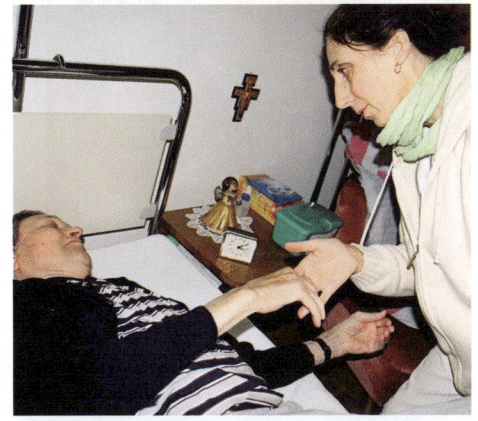

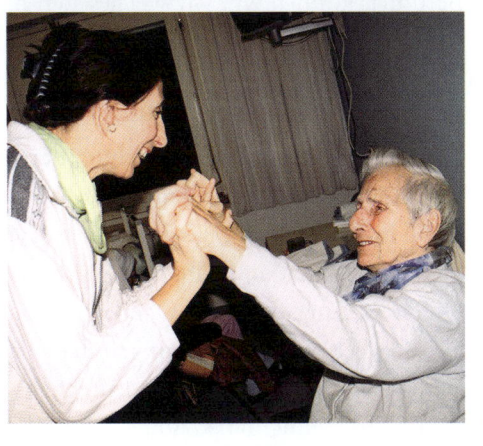

Abb. 2.32a–c

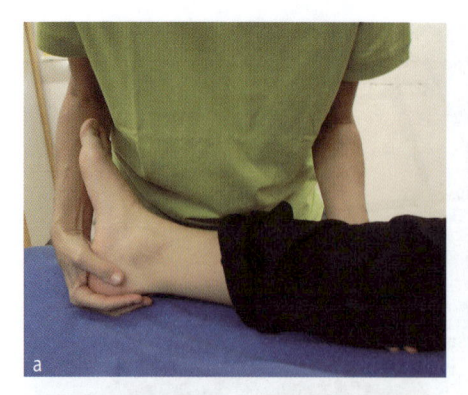

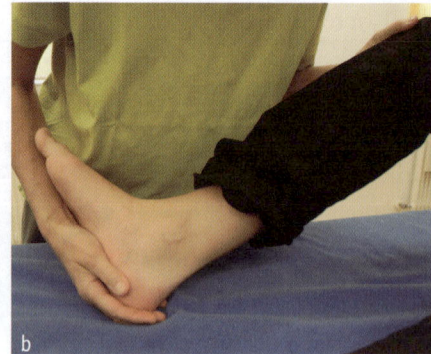

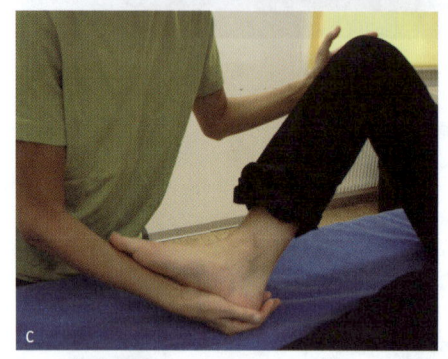

Abb. 2.33a–c

2.3.2 Der Blickkontakt

Berühren können wir, wie wir gesehen haben, außer mit den Händen auch mit unserer Aufmerksamkeit und besonders mit dem Blick. Für das Handling besonders wichtig ist es, den Blick der betreuten Personen zu führen, diesen im Blick zu haben (s. Abb. 2.32b–c).

Das Sehen hat in der Entwicklung der Motorik eine ganz primäre Bedeutung. Das Kind sieht einen interessanten Gegenstand oder hört etwas und dreht den Kopf in diese Richtung, die Hände folgen – wir sprechen von einer Augen-Hand-Koordination. Wird der Gegenstand noch nicht erreicht, folgen mit einer Drehbewegung Schulter, Oberkörper und dann der ganze Körper. Normalerweise geht bei allen Bewegungen der Blick voraus. Die Koordination aller Muskeln, besonders jener im Nackenbereich, aber sodann die gesamte für die gewollte Bewegung notwendige Muskulatur ist auf diese Sequenz eingestellt. Versuchen Sie einmal den Körper gegen Ihre Blickrichtung zu bewegen: Es fühlt sich sehr unnatürlich und steif an.

Diese Erkenntnis ist für das Handling im geriatrischen Bereich von großer Wichtigkeit und wird oft zu wenig in Betracht gezogen. Die Drehung des Blickes und des Kopfes erfolgt oft nicht mehr so automatisch. Dies ist besonders auffällig beim Parkinson-Syndrom, aber gilt auch für allgemeine Versteifungen, wie wir sie in der Geriatrie häufig vorfinden. Wenn nun etwa der Blick der betreuten Personen an der Decke haftet und wir den Körper zu uns drehen, so leistet der Muskeltonus im Ganzen automatisch Widerstand. Den Patienten Zeit zu geben, in die Bewegungsrichtung zu schauen, bereitet in jeder Hinsicht den Weg für die Organisation dieser Bewegung vor, unabhängig davon, wie viel der Patient aktiv mithelfen kann. Mit unserem Blick und natürlich auch mit unserer Stimme können wir den Patienten leiten und begleiten.

Genauso ist es wichtig, bei allen Transfers den Patienten Bewegungsspielraum und einen freien Blick in die Bewegungsrichtung zu geben. Stehen wir frontal vor dem Patienten, während wir von ihm möchten, dass er sich nach vorne beugt, wird er sich eher zurückgedrängt fühlen und ausweichen. Beim Umsetzen auf den Stuhl oder beim Gehen ist es zum Beispiel wichtig, dass wir uns gut bücken und eventuell etwas zur Seite neigen, damit der Patient gut über unsere Schulter schauen kann (wie in Abb. 3.22c).

2.3.3 Koordination – Interaktion

Bei vielen bettlägerigen Menschen sind das Bewegungsgefühl, das Raumgefühl und das Gefühl für die Gewichtsverteilung bei Positionsveränderungen eingeschränkt oder verändert. Das hat natürlich auch Auswirkungen auf das Gleichgewicht. Bei den verschiedenen Mobilisationen finden sich oft große Angstreaktionen und Versteifungen, die die Arbeit erschweren und unvorhergesehene Reaktionen hervorrufen: Patienten werden z.B. auf eine Seite gedreht wie in Abbildung 2.28 und haben eine für uns unerklärliche Angst vor dem „Abgrund" oder krallen sich während der Transfers an alle nur erdenklichen „Sicherheitsanker". Viel Angst kann vermindert oder genommen werden, und unsere Arbeit könnte beträchtlich erleichtert werden, wenn es uns gelingt

▷ Schritt für Schritt zu arbeiten
▷ die Wahrnehmung vor und während der Positionswechsel anzuregen
▷ die notwendigen Bewegungen vorzubereiten mit einer „Aufwärmphase"
▷ mit einer effektiven Interaktion und kleinen dosierten Anleitungen den Patienten einzuladen, sich wieder neuen, bzw. lange nicht mehr erfahrenen Bewegungen zu öffnen
▷ die notwendigen Anstrengungen nicht als lästig und überflüssig erscheinen zu lassen, sondern als positive Körpererfahrung, als positives Biofeedback, als Erfahrung von Fortbewegung und Kompetenz.

Zur Lebensfähigkeit und Lebendigkeit gehört die Interaktion mit der Außenwelt. Eine Wahrnehmung dieser Außenwelt, des Milieus, in dem wir leben, ist eigentlich eine sehr archaische Fähigkeit. Schon ein Einzeller, der nicht sieht, hört und riecht, bewegt sein Zellplasma in eine für ihn angenehme und interessante Richtung, in der es vielleicht Nahrung gibt oder eine angenehme Temperatur; er streckt seine so genannten Scheinfüßchen dorthin aus und er zieht sich aus einer Störzone zurück.[1]

Es gibt eine Vielzahl von Bewusstseins- und Aufmerksamkeitsebenen, die wir sicher nicht alle als „bewusst" bezeichnen können. Große Teile unserer Tiefensensibilität werden vorwiegend unbewusst gesteuert. So müssen wir uns normalerweise nicht besonders auf Raumgefühl, Bewegungsgefühl, auf das Gleichgewicht oder auf die Ausdehnung und Schwere unseres Körpers konzentrieren. Die Steuerung erfolgt vorwiegend vom Mittel- und Kleinhirn aus, kann aber bei Bedarf stärker ins Bewusstsein gerufen werden. Was wir jenseits davon haben, ist ein Grundgefühl für das Milieu, innerhalb und außerhalb unseres Körpers, eine Summe aller Informationen; ein Grundgefühl für mehr oder weniger Behaglichkeit und Geborgenheit, und ein Gefühl für den Raum, in dem wir uns bewegen. Ein Neuerlernen und eine Neuintegration von Bewegungen laufen hingegen, wie wir gesehen haben, vor allem über eine gewisse Bewusstmachung.

Die Reduktion des Gesundheitszustandes beeinflusst aber die Qualität und Effektivität der nach außen gerichteten Funktionen und auch der unterschwelligen Wahrnehmungsbereitschaft. Zum Thema Grundkomfort möchte ich auf die Aufmerksamkeit zurück verweisen, welche für ihn die Basis bildet und somit für die „Lust", auf allen Ebenen mit der Umgebung in Kontakt zu treten.

Zum „Aufwärmen" des Körperbewusstseins vor einer Mobilisation seien hier noch ein paar konkrete Elemente angesprochen, die hilfreich sein können. Um den Körper bzw. die Körperzonen darauf vorzubereiten, in Bewegung zu kommen, ist Wahrnehmung ein wichtiges Mittel. In der Kinästhetik kommt z.B. der taktilen Stimulation eine wichtige Rolle zu, um das Körperbewusstsein konkreter und erfahrbarer zu machen. Dazu kann es hilfreich sein, den zu bewegenden Körperbereich vor dem Ausführen der Bewegung immer ein paar Sekunden lang deutlich zu berühren und eventuell auch mit Worten die Aufmerksamkeit dorthin zu bringen. Man kann auch mit beiden Händen großflächig über ein Bein oder einen Arm streichen. Bei Einreibungen oder Hautpflege mit Ölen, Cremen,

---

[1] Sheldrake 2006, im Kapitel „Der erweiterte Geist und die moderne Physik" werden interessante Parallelen zur Entwicklung amöboider Zellen, speziell der Nervenzellen hergestellt.

2.3 Berührungskompetenz

Franzbranntwein u.Ä. ist übrigens vor allem der Akt der Einreibung mit seiner taktilen Stimulation nicht zu unterschätzen.

Auch eine direkte Aufforderung an die Patienten, einen bestimmten Körperbereich besonders zu spüren, kann hilfreich sein. Je nach psychischer Verfassung der Patienten kann man sie auch einladen, hinzuspüren, wie das Gewicht verteilt ist, wie sich ein Arm oder ein Bein anfühlen. Manchmal kann es helfen, dabei die Augen zu schließen, um sich ganz auf die Wahrnehmung konzentrieren zu können. Eine passive Bewegung kann genauso ein Gefühl für die notwendige Bewegung vorbereiten und vor allem bei einer bewussten Aufforderung zum Hinspüren das Bewegungs- und Raumgefühl fördern.

Auf diese Weise wird das Wahrnehmungspotential der Patienten erhöht. Auch wenn wenig Kraft und Bewegungsmöglichkeit vorhanden sind, kann dies wichtig sein, um zumindest besser loslassen zu können, mit der Bewegung mitzugehen und sich nicht dagegen zu verkrampfen. Wir können z.B. fragen, wie sich ein Bein im Verhältnis zum anderen anfühlt, wie sich die Auflage anfühlt, wir können den Patienten einladen, Angenehmes oder Unangenehmes genauer zu definieren. Jede Rückmeldung des Patienten impliziert die Stimulation des Körperbewusstseins. Es sind Feedbackprozesse, Rückkoppelungen, die die Interaktion und die Kommunikation zur Außenwelt fördern, die Sprache verleihen. Wahrnehmung ist ein dynamischer Prozess, der in unserem Kontext der besonderen Förderung bedarf.

Was das *Raumgefühl* betrifft, ist auch die Position des Betreuenden zu berücksichtigen. Wie bereits zum Thema Blickfeld bemerkt, ist es wichtig, den Bewegungen Freiraum zu geben und nicht mit unserer Position „im Wege" zu stehen. Außerdem gibt es bei der Arbeit häufig Situationen, in denen der Patient sitzt und der Therapeut steht, oder der Patient im Bett liegt und der Betreuer sich darüber beugt. Ich lade jeden ein, einmal zu spüren, wie es sich anfühlt, wenn die „soziale Position" eine andere ist, wenn man also zu jemandem aufschauen muss: Die Kommunikationsebene ist automatisch beeinflusst. Das heißt nicht, dass wir diese Positionen immer vermeiden können, sondern nur, dass wir vielleicht etwas bewusster mit unserer Haltung umgehen. Bewusst oder unbewusst beeinflussen wir mit unserer Gegenwart das Raumgefühl des Patienten. Und natürlich ist überhaupt die Art, wie wir mit unseren eigenen Bewegungen mit dem Patienten kommunizieren und interagieren, ausschlaggebend dafür, dass sich der Patient wieder neuen oder lange nicht mehr erfahrbaren Bewegungsmustern öffnen kann.

In der Interaktion ist sicher die Berührung ein wichtiges Mittel zur Kommunikation. Genauso ist die Synchronisation der Bewegungen wichtig, wobei sich

Therapeuten und Patienten während einer Mobilisation aufeinander abstimmen. Es entsteht ein gegenseitiges Verständnis für die Bewegungsmöglichkeiten und die Interaktionsfähigkeiten werden erweitert. Der Körperkontakt zum Patienten sollte flexibel sein und die eigene weiche und fließende Bewegung des Therapeuten die Körperbewegungen des Patienten unterstützen.

Was das Arbeiten Schritt-für-Schritt betrifft, so ist es natürlich notwendig, die Vorgehensweise im Voraus minuziös präsent zu haben. Andererseits ist es aber auch wichtig, die Bewegungen so aufschlüsseln zu können, dass man während des Ablaufs bei unvorhergesehenen Reaktionen oder Situationen den Vorgang so adaptieren kann, dass eine kontinuierliche, ruhige und sichere Arbeitsweise immer gewährleistet ist. Die technischen Gegebenheiten der Arbeitsumgebung wie Bremsbeschaffenheiten von Rollstuhl und Bett, Arbeitshöhen und Arbeitsfreiraum, Seitenteile und Pedale des Rollstuhles, Verlauf von Flebo- oder Katheterkanülen, Schuhversorgung u.Ä. müssen im Blick sein.

Immer zu sich hin arbeiten heißt z.B., die eigene Stellung in Funktion des Drehpunktes, der Gewichtsverlagerungen und der Bewegungsrichtung dynamisch anpassen zu können. Die einzelnen Schritte im Blick zu haben, heißt vor allem, selbst ein genaues Gefühl für den Ablauf der Gewichtsverlagerungen zu haben. Auf diese Weise kann man den Patienten genauere verbale, taktile und interaktive Stimuli geben. Drehpunkte werden stabilisiert, und das Gewicht muss über die Drehzonen stabilisiert werden, damit ein Gefühl für die Gewichtsableitung entsteht. Aber auch Abstützflächen sind nie statisch zu sehen, sondern verändern in der Bewegungsdynamik ständig leicht ihre Druckrichtung. Um dies gewährleisten zu können, bräuchte es oft mehr als zwei Hände, und man ist angehalten, sehr bewusst auch andere Körperbereiche einzusetzen.

Beim Thema *Arbeitsrhythmus* ist auch die Geschwindigkeit ein Thema. Bei alten Menschen finden wir oft eine Verlangsamung der Bewegungen. Bei einer effektiven Interaktion mit den Patienten kann die Langsamkeit in ihren Bewegungen wirklich erfahren und auch verstanden werden. Eine Verzögerung im Bewegungsbeginn bzw. eine Latenz in der Bewegungsinitiierung finden wir nicht nur bei Parkinsonpatienten, für die sie besonders typisch ist, sondern auch allgemein oft bei geriatrischen Patienten. Sind wir mit unseren Bewegungen immer schon mindestens einen Schritt voraus, kann der Patient nicht wirklich „mitgehen". Er empfindet Stress, der nun wieder gepaart mit Angst und Unsicherheit zu Versteifung und verkrampften Bewegungen führt. Uns stört die Langsamkeit, wir haben das Gefühl, ständig zu warten. Ein gegenseitiges Verständnis für die Bewegungsmöglichkeiten entsteht nur im dynamischen Prozess der gegenseitigen Wahrnehmung. Wenn wir mit jemandem spazieren gehen und nicht den glei-

2.3 Berührungskompetenz

chen Rhythmus halten, sind wir ständig ein Stück voraus oder hinken hinterher. Zum Schluss sind beide Wanderer frustriert und werden sich kaum auf einen weiteren Spaziergang freuen.

Andererseits finden wir oft auch schusselige oder hastige Gesten, mit welchen der Patient versucht, die Bewegungen in gewohnter, vielleicht auch automatisierter Weise auszuführen, in denen aber Koordination und Geschmeidigkeit fehlen und die Abläufe deshalb unsicher und unkonzentriert werden. In diesem Fall wird man den Betroffenen eher einladen, langsamer und eben schrittweise vorzugehen. Die Hast kann auch von einer Unsicherheit beim Stehen und Gehen herrühren, weshalb jemand versucht, so schnell wie möglich eine Handlung auszuführen, um dann wieder in eine sichere Position zu gelangen. Eine gewisse Schwierigkeit im Bewegungsbeginn kann gepaart sein mit einer hastigen und unkoordinierten Ausführung. Bei diesen Koordinationsschwierigkeiten spielt immer auch das Gefühl für Sicherheit eine große Rolle. Hier können wir mit unserer Präsenz entscheidend einwirken.

Lernen über Resonanz und Imitation ist leichter als einer verbalen Aufforderung nachzukommen, aus der die Patienten unter Umständen nicht sofort verstehen, was wir genau von ihnen möchten. Wann immer möglich, ist es von Vorteil, wenn wir Bewegungen vorzeigen können bzw. gleichzeitig mit den Patienten mitgehen können. Das gilt übrigens ganz besonders auch für die Atmung: Kommt jemand während der Anstrengungen außer Atem oder hält den Atem an, kann man ihn am besten über die eigene tiefe Atmung dazu animieren, das Gleiche zu tun. Wenn wir innehalten und im wahrsten Sinn des Wortes eine Verschnaufpause einlegen, kann wirklich bewusst ausgeruht und Kraft geschöpft werden. Die Patienten erleben bewusst ihre Grenzen und können behutsam an diesen arbeiten. Aber auch Pausen ergeben sich leichter bei einem übersichtlichen Schritt-für-Schritt-Vorgehen.

Wenn jede Mobilisation mit kleinen Bewegungen begonnen wird, wenn möglich das Bewegungssystem mit Wahrnehmung vor der Belastung „aufgewärmt" und vorbereitet wird, wenn der Ablauf so aufgeschlüsselt werden kann, dass in Zwischenphasen bewusst Kraft geschöpft werden kann, entsteht eine Erfahrung von einer wenig belastenden, sicheren und angenehmen Art und Weise der Fortbewegung.

Patienten mit gesundheitlichen Problemen werden öfters durch der Art und Weise der Mobilisation überfordert. Sie erfahren Schmerzen und Bewegungsunfähigkeit und haben Kreislaufprobleme. Einiges davon könnte auch trotz hartem Zeitmanagement absolut vermieden werden. Und langfristig gesehen entstehen durch unzureichend aktivierende Therapie und Pflege immense Folgekosten.

Zum Schluss und als Überleitung zum eigentlichen praktischen Teil hier noch eine Bemerkung zum Thema Kompetenzentfaltung und Unmittelbarkeit in der Bewegung:

Oft beobachtet man Patienten, die auf sehr prekäre Art und Weise aus dem Bett steigen, von einem Stuhl aufstehen oder einen durchaus „gefährlich" unsicheren Gang haben. Ein Sturz scheint vorprogrammiert. Allerdings werden diese Personen wahrscheinlich nicht sehr erfreut sein, wenn wir sie von einem anderen Bewegungsmodell überzeugen wollen, weil sie ihres gewohnt sind. Sie kennen dieses Modell, es ist ihres und sie können zunächst mit dem von uns angebotenen nichts anfangen. Genauso haben wir vielleicht Patienten, die gewohnt sind, auf eine Art gelagert zu sein, die dekubitus- oder kontrakturgefährdend ist und über einen anderen Lagerungsmodus alles andere als erfreut sind.

Es braucht oft Einfühlungsvermögen, professionelle Überzeugungskraft und viel Geduld, um zu Kompromissen zu gelangen. Wenn irgend möglich, müssen wir die Patienten in ihrer Kompetenz bestätigen. Wenn wir eingefahrene Bewegungsmuster als falsch abtun, bevor andere Modelle zur Verfügung stehen, riskieren wir den Betroffenen weiter zu verunsichern. Und wir versperren uns damit eine positive Kommunikationsebene, auf der man gemeinsam an neuen Bewegungen und Haltungen arbeiten kann.

Und schon gar nicht muss alles korrigiert werden, was von außen vielleicht als „Fehler" aussieht, mit dem die Patienten aber durchaus ganz gut zurechtkommen.

3 Handling in der Praxis

Der folgende, praktische Teil hat keinen Anspruch auf Vollständigkeit. Zu unterschiedlich sind die Notwendigkeiten bei verschiedenen Pathologien, zu unterschiedlich auch die Gegebenheiten in verschiedenen Einrichtungen. Ganz bewusst wird in diesem Sinne auf eine Auflistung von verschiedenen Pathologien zugunsten von Kompetenzbereichen wie Lagern, Aufsetzen, Aufstehen und Gehen verzichtet.

Vieles hängt von der architektonischen Realität, von vorhandenen Hilfsmitteln und vor allem der Interaktion der verschiedenen beteiligten Personen ab. Ich hoffe jedoch, dass die allgemeinen Überlegungen und die gezeigten Beispiele vorhandenes Wissen erweitern und vielleicht die Phantasie anregen, mit den vorhandenen Gegebenheiten kreativ umzugehen.

3.1 Lagerungen

Für bettlägerige und bewegungseingeschränkte Personen sind Lagerungen außerordentlich wichtig. In erster Linie sind dies Lagerungen in der Geriatrie als Präventivmaßnahmen gegen Dekubitus, das Wundliegen und gegen Kontrakturen. Zum zweiten geht es bei Lagerungen auch um Schmerzlinderung, Atmungserleichterung, Entstauung der Gliedmaßen, um Wohlgefühl und Wahrnehmungsstimulation.

Besonders möchte ich auf die gegenseitige Abhängigkeit von Stabilität und Mobilität zurückverweisen. Eine gute Lagerung ist besonders bei stark eingeschränkten Personen die Basis für die Entwicklung von Bewegung.

Mehrheitlich sind Menschen eher gewohnt, auf der Seite zu schlafen. Doch ist die Lage auf dem Rücken für den ganzen Körper die stabilste. Bei Bettlägerigkeit, bei körperlichen Beschwerden, im Krankenhaus, ganz besonders im Alter, ist die Rückenlage die absolut häufigste und wird in diesem Sinne hier ausführlich thematisiert. In der flachen Rückenlage verteilt sich das gesamte Körpergewicht gleichmäßig auf die Auflagefläche, und der Körper ist in einer absoluten Ruheposition. Rein anatomisch gesehen sind Nacken, Kopf und Schultern und der ganze Rumpf entspannt, wenn man ohne Kissen gerade liegt. Das spricht nicht gegen ein sanftes Ruhekissen. Und vor allem, wenn man sich zwischendurch zur Seite dreht, braucht der Kopf eine Stütze. Sind die Nackenmuskeln schon etwas angespannt und verkürzt, d.h. ist der Kopf im Verhältnis zur Körperachse etwas nach vorne verschoben, empfinden wir sicher ein Kissen als entspannend. Ist auch die Schulterregion ziemlich angespannt, kann es angenehm sein, ein Kissen bis unter die Schulterblätter zu legen und ein kleines zweites zusätzlich unter den Kopf. Gut eignen sich nicht zu feste Kissen, die sich leicht anpassen lassen. Ein dickes Kissen ausschließlich unter dem Kopf drückt diesen nach vorne und konsolidiert somit u.U. bestehende Verspannungen.

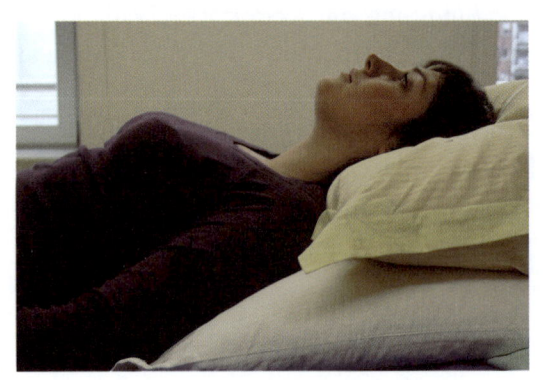

Dies sollte man vermeiden und auf das Bedürfnis, höher gelagert zu werden, eher mit einer stufenförmigen Lagerung mit zwei Kissen antworten *(Abb. 3.1)*. Bei einem Krankenbett wird häufig zusätzlich zu den Kissen auch das Kopfteil des Bettes höher gestellt.

Abb. 3.1

3.1.1 Oberkörperhochlagerungen

Das Hochstellen des Kopfteiles ist ein derart häufiger Lagerungsmodus, dass er oft überhaupt nicht mehr als Lagerung wahrgenommen und auch nicht zur Diskussion gestellt wird. Durch die mittlerweile durchwegs elektronisch automatisierten Betten wird dies zudem sehr erleichtert.
Durch das Hochstellen des Kopfteiles fühlt sich der Patient sozial eingebundener. Die Blickrichtung geht so automatisch zur Tür, zum Fenster oder zu eventuellen Besuchern, während sie ansonsten an die Zimmerdecke ginge.
Auch werden die Patienten zum Essen oder zum Trinken hoch gelagert und danach in dieser Position belassen, um eventuelles Husten zu erleichtern oder Erbrechen zu vermeiden. Hustet der Patient bereits häufig, etwa durch eine chronische Bronchitis, ergibt sich das Hochlagern von selbst. Auch bei einer Lungenentzündung kann Flüssigkeit in der Lunge ein Hochlagern notwendig machen;

genauso während einer künstlichen Ernährung, um Rückfluss und Erbrechen zu vermeiden. Oft ist der Patient auch gewohnt, eher mit dem oberen Brustkorbbereich zu atmen.

Es ist also nur natürlich, wenn länger bettlägerige Personen sich an eine Hochlagerung des Oberkörpers gewöhnen. Oft sind sie auch schon von zu Hause seit Jahren gewohnt, mit mehreren Kissen zu schlafen.

Aber das Hochstellen ist für die Pflege in verschiedener Hinsicht problematisch:

▷ Bei einer flachen Lagerung verteilt sich das Gewicht gleichmäßig auf die Auflagefläche, der ganze Körper kann gleichmäßig ruhen, während sich beim Hochlagern ein großer Teil des Oberkörpergewichtes im Kreuzbereich sammelt (s. Abb. 2.12).

▷ Aus dieser Lagerung ergibt sich die häufigste Dekubitusproblematik im Kreuzbereich. Der Druck geht in Richtung Becken und durch die Rutschtendenz zum Fußende des Bettes hin entstehen Reibung und somit schürfende Kräfte auf der Haut.

▷ Der Patient rutscht nach unten; er landet mit den Füßen am Bettende (s. Abb. 2.12) und muss vom Pflegepersonal häufig wieder Richtung Kopf verlagert werden. Dies ist eine nicht zu unterschätzende Mehrarbeit. Um nicht nach unten zu rutschen, werden die Knie gebeugt und die Fersen versuchen abzubremsen. Dies ergibt eine Kontrakturproblematik in den Knien und erhöht die Dekubitusgefahr an den Fersen.

▷ In der halbsitzenden Position kann sich die Person nicht oder nur ganz schwer zur Seite drehen, und die Beine werden kaum bewegt. Andererseits passiert bei unruhigen, sturzgefährdeten Personen, die Bettgitter benötigen, in dieser Position, dass sie sich an den Stäben hoch- oder zur Seite ziehen, leichter mit den Beinen zwischen die Gitterstäbe gelangen oder sogar sich über die Gitter ziehen.

▷ Um das nach unten Rutschen der Patienten zu verhindern, wird oft das Fußteil des Bettes höher gestellt. Bei den neueren Betten fühlt sich das durch das Knicken im Kniebereich recht angenehm an, sofern der Knick genau in der Knieregion liegt. Wird diese Position sehr häufig eingenommen, gibt es auch hier wieder eine Kontrakturgefahr in den Knien. Bei den älteren Modellen geht das Fußteil gerade nach oben, was zur Folge hat, dass die Rückseite der Beine gestreckt wird und durch die Spannung die Knie nicht mehr aufliegen. Dies ist unangenehm und hat dann wieder als Reaktion das Beugen der Beine zur Folge.

▷ Durch die Krümmung im Lumbosakralbereich und die Gewichtsbelastung in dieser Zone können Rückenschmerzen auftreten, bzw. können vorhandene

Rückenschmerzen verschlechtert werden. Durch das Knicken im Hüftbereich wird auch die Zirkulation zu den Beinen eher erschwert.

▷ Problematisch sind wie im Kniebereich auch hier wieder die Beugekontrakturen. Die Muskelkontrakturen in Hüfte-, Knie- und Sprunggelenk haben außerdem eine anatomisch-physiologische Interrelation, auf die hier ob der Häufigkeit dieser Kontrakturmuster kurz hingewiesen wird. Die wichtigsten Beuger und Strecker sind biartikulär, d.h. sie laufen über zwei Gelenke und haben jeweils auf ein Gelenk eine streckende und auf das andere eine beugende Aktion. So hat etwa ein Teil des M. quadriceps femoris eine Beugefunktion in der Hüfte und die Streckung im Kniegelenk. Die ischiokrurale Muskulatur macht antagonistisch das Gegenteil dazu: Sie streckt das Hüftgelenk und beugt das Knie. Wenn man das Knie beugt, wird der M. quadriceps im Kniebereich gedehnt. Ist der Muskel nicht sehr elastisch, „holt" er sich diese Länge durch Beugen im Hüftbereich. Wenn die Hüfte gebeugt wird, wird die ischiokrurale Muskelulatur dort gedehnt und holt sich diese Länge durch Beugung im Kniebereich.

Nimmt nun der Patient auch im Liegen eine halbsitzende Position ein, ist eine Beugekontraktur in der Hüfte und Kniegelenk eine direkte Folge.

Der M. triceps surae geht vom Oberschenkel über die Achillessehne zur Ferse. Er beugt im Knie und streckt das Sprunggelenk. Haben wir im Knie eine Beugekontraktur und versuchen zu strecken, so ergibt sich im Sprunggelenk eine Spitzfußstellung. Wir haben also eine direkte Interrelation der Kontrakturen in Hüfte, Knie und Sprunggelenk.

▷ In der halbsitzenden Position werden die inneren Organe, speziell die der Magengegend, zusammengedrängt; für die Verdauung keine gute Position. Es stimmt zwar, dass es nicht gut geht, wenn Patienten nach dem Essen flach gelagert werden. Es kann die Gefahr eines Hustens oder Erbrechens bestehen. Aber wenn irgend möglich, sollte der Patient während des Essens ganz sitzen, danach etwas sitzen bleiben und dann so flach wie möglich gelagert werden.

▷ Das Zwerchfell, unser wichtigster Atemmuskel, welcher den Brustraum vom Bauchraum trennt, wird von den inneren Organen nach oben gedrängt und kann sein Heben und Senken kaum mehr ausführen. Die Atmung wird spärlich, der Bauch kann sich nicht mitbewegen. Die Atmung wird zunehmend in den oberen Brustbereich verlagert, in welchem sekundäre Atemmuskulatur verwendet wird und im Verhältnis wenig Lungenvolumen zur Verfügung steht. Das Einatmen wird sichtbar anstrengend, ziehend und das Ausatmen kurz und spärlich: Das Austauschvolumen ist klein, und es bleibt viel CO_2-

haltige Restluft in der Lunge. Eventuell muss der Mund zu Hilfe genommen werden und bleibt auch beim Schlafen offen, was Flüssigkeitsverlust und Entzündungsgefahr für die Atemwege bedeutet.
▷ Wenn ständig hoch gelagerte Patienten versuchen aufzustehen, erlauben die Kontrakturen, speziell im Hüft- und Kniebereich, keine wirklich aufrechte Haltung. Die Haltung erscheint geknickt und nach vorne gebeugt und ist so recht anstrengend.
▷ Durch eine ständige halbsitzende Position verlieren die Patienten das Körpergefühl für eine gerade Haltung. Wenn wir die Patienten dann im Stehen ermuntern, sich etwas aufzurichten – sofern die Kontrakturen es erlauben – haben sie das Gefühl, nach hinten zu fallen.
▷ Auch für Herzkranke fördert die möglichst flache Lagerung den Rückfluss aus den Beinen, während beim Hochlagern das Herz Mehrarbeit leisten muss und auch mehr Sauerstoff verbraucht wird. Sitzen ist für den Kreislauf anstrengender als Liegen.
▷ Ein Hochheben oder Drehen des Beckens, z.B. um eine Bettschüssel unterzulegen, ist durch den Druck auf das Becken kaum möglich. Auch diese Aktivierungsgelegenheit entfällt.

Beim Versuch, den Patienten etwas tiefer und wenn möglich flach zu lagern, um die obigen Probleme abzuschwächen bzw. zu vermeiden, sind aber ein paar Dinge zu berücksichtigen.

Beim Tieferstellen des Kopfteiles kann leicht das Gefühl entstehen, mit dem Kopf nach unten zu liegen – einerseits wegen des hydrostatischen Druckausgleichs und andererseits natürlich, weil das Körpergefühl des Patienten an die Hochlagerung gewöhnt ist. Auch bei einem jungen Menschen entsteht dieses Gefühl, wenn wir schnell flach lagern. Dort gleicht sich dieses Gefühl jedoch innerhalb kurzer Zeit aus. Bei einem älteren Menschen dauert dieser Druckausgleich auf alle Fälle länger und bei großer Hochlagerungsgewöhnung kann das Gefühl, mit dem Kopf nach unten zu liegen, erst nach vielen langsamen Schritten wieder ausgeglichen werden. Ratsam ist es natürlich, langsam und schrittweise das Kopfteil abzusenken und auch große Kissen nicht abrupt herauszuziehen. Oft ist es notwendig, jeden Tag ein bisschen zu verhandeln. Man kann z.B. versuchen, zumindest in den Schlafphasen tiefer zu lagern, und man muss mit Geduld an die Einsichtigkeit der Patienten und oft auch der Angehörigen appellieren, eine Position mit mehr Ruhequalität anzunehmen.

Das Gefühl bei einer flacheren Lagerung schwerer zu atmen, hängt, sofern die Lunge frei ist, in erster Linie mit der Gewohnheit zusammen, mehr mit dem oberen Brustkorb zu atmen. Die Vertiefung der Atemtätigkeit in den unteren

Brustkorb bzw. bis tief in den Bauchraum kann dieses Gefühl schnell verbessern. Dies ist natürlich oft leichter gesagt als getan, wenn es sich um sehr eingefahrene Atemmuster handelt, und der Brustkorb als Ganzer vielleicht ziemlich hochgestellt ist. Bei großer Fettleibigkeit wird dies noch zusätzlich erschwert. Oft kann aber mit etwas Geduld und Aufmerksamkeit eine erstaunliche Verbesserung der Atemtätigkeit erreicht werden. Bei der flachen Lagerung ist der Bauchraum automatisch freier und atmet mehr mit, während der obere Brustkorbbereich eher eingeschränkt wird. Ein Berühren des unteren Brustkorbes und eventuell des Bauches, um die Patienten zu animieren tief hinunter zu atmen, kann hilfreich sein. Der Patient sollte, wenn möglich, nur mit der Nase atmen, denn da geht die Atmung automatisch tiefer, es geht weniger Flüssigkeit verloren, und die Luft kommt gefiltert in den Rachen. Bei der Atemtherapie lernt der Patient, auch vor allem tiefer auszuatmen, um alte Restluft auszutauschen und das Austauschvolumen zu vergrößern und somit die Atemfrequenz zu vermindern.

Wie wir am Thema Haltung gesehen haben, werden bei einer flachen Lagerung eventuelle Muskelverkürzungen und Kontrakturen besonders sichtbar. Aber gerade bei Kontrakturen und zu deren Prophylaxe sind Lagerungen von großer Wichtigkeit.

3.1.2 Kontrakturprophylaxe

Von Kontrakturen spricht man normalerweise erst dann, wenn Muskelverkürzungen und Gelenkversteifungen ein Ausmaß erreicht haben, die eine physiologische Grundposition nicht mehr zulassen. Kontrakturen bilden sich oft über Jahre progressiv infolge von Fehlhaltungen oder auch relativ schnell infolge von Schmerzen, arthrotischen und arthritischen Gelenkveränderungen, nach Knochenbrüchen oder zum Beispiel auch infolge von Lagerungs- und Haltungsfehlern oder durch Schmerzen und Narbenbildung nach chirurgischen Eingriffen. Besonders häufig finden wir, wie bereits erwähnt, die Kontrakturen im Nacken- und Lendenbereich und im Hüftgelenkbereich, die dann eventuell mit Kontrakturen in den Knien und Sprunggelenken einhergehen. Kontrakturen im Becken- und Kniebereich führen oft dazu, dass man die Patienten etwas höher lagert und die Knie unterlagert, wiewohl diese Kontrakturen oft gerade durch diese Lagerung gefördert wurden.

Beugekontrakturen sind im geriatrischen Bereich absolut vorherrschend. Diese äußern sich z.B. auch im Stehen in einer gebeugten, gebückten Haltung. Der Betroffene ist wie auf einer Bewegungsebene gefangen, der Bewegungsspielraum nach rechts und links erscheint allgemein eingeschränkt, und Drehbewegungen werden zunehmend spärlich. Um sich im Stehen umzuschauen, drehen diese Menschen ihren ganzen Körper mit kleinen Schritten umständlich in die Blickrichtung, anstatt nur den Kopf oder die Schultern zu drehen. Gerade bei den Lagerungen kann man gut alle Drehbewegungen fördern. Es ist beim Lagewechsel wichtig, den Patienten immer wieder aufzufordern, den Kopf, die Schultern und die aufgestellten Knie zu drehen. Dies fördert das Raumgefühl und die Koordination und ist die Basis, um dann die notwendigen Drehbewegungen für das Aufsetzen erlernen zu können. Außer den Beugekontrakturen finden wir – gerade was die Kniegelenke betrifft – auch Streckkontrakturen oder Kontrakturen, die weder viel Beugung noch Streckung ermöglichen. Sehr häufig sind auch Adduktorenkontrakturen an den Hüftgelenken, oft gepaart mit Kniekontrakturen. Die Adduktorenspannung kann so stark sein, dass sogar die Intimpflege schwierig ist. Bei dieser Art von Kontraktur sollte man ganz besonders an die stabile Seitenlagerung nach Bobath (s. u.) denken, auch wenn man sie nicht in ihrer kompletten Form anwenden kann.

Wichtig ist bei Kontrakturen, dass der ganze Körper gut aufliegen kann. Gibt es Hohlräume und Körperzonen, die ins Leere hängen, reagiert der Körper automatisch mit Anspannung. Eine Hyperlordose der Halswirbelsäule oder nicht aufliegende Oberschenkel sollte man also sanft unterstützen. Aber eben gerade so, dass der Patient das Gefühl hat, den Körperbereich gut und bequem hinlegen zu können. Der Auflagedruck sollte aber nicht direkt in der Kniekehle oder im Nacken sein, da dies die Spannung erhöht, sondern eher großflächig sein. Dann kann man öfters nachlagern und langsam in die gewünschte Richtung arbeiten. Natürlich kann in diesem Zusammenhang die physiotherapeutische Unterstützung hilfreich sein. In der Regel sind Lagerungen aber eine bedeutende Aufgabe des Pflegepersonals. Nie sollte man mit Gegendruck arbeiten, also etwa einen Sandsack auf ein abgewinkeltes Knie legen, um es flachzudrücken. Dies intensiviert eventuell sogar die Kontrakturen und kann schmerzhafte Reaktionen auslösen, die das Gegenteil von dem bewirken, was wir erreichen wollen.

Bei allen Kontrakturen hilft kontinuierliches Lagern und Lagewechsel. Es braucht viel Aufmerksamkeit und Geduld, um Gelenken mehr Bewegungsspielraum zu geben. Meistens klagen die Patienten über Schmerzen beim Bewegen und die Schmerzreaktionen verhärten die Kontrakturen noch weiter. Ein achtsames Berühren und Beruhigen kann eine leichte Dehnung ermöglichen, die dann mit einer guten Lagerung gesichert und konsolidiert werden kann.

Beim Sitzen im Rollstuhl zeigen sich Hüft- und Kniekontrakturen eventuell so, dass die Oberschenkel nicht satt aufliegen; der Patient rutscht tendenziell nach vorne. Die Füße sollten, wenn möglich, nur während der Fortbewegung des

Rollstuhls auf die Pedale gestellt werden! Auf dem Boden können die Füße flach aufliegen und haben eventuell auch etwas Bewegungsspielraum. Wichtig wäre dabei, die geeignete Stuhlhöhe zu haben. Reichen die Füße nicht ganz zum Boden, könnte man dies behelfsmäßig mit einem entsprechend dicken Buch, einem gefalteten Handtuch o.Ä. ausgleichen. Werden die Füße über einen längeren Zeitraum auf die Pedale gestellt, erhöht dies die Spannung in den Beinen, provoziert eventuell ein Tieferrutschen am Stuhl und verstärkt vorhandene Kniekontrakturen. Auch bei einer weiteren häufigen Kontraktur, dem Spitzfuß, ist es wichtig, die Füße flach auf den Boden zu stellen.

3.1.3 Spitzfußprophylaxe

Unter einem Spitzfuß versteht man die Versteifung des Sprunggelenkes in Plantarflexionsstellung *(Abb. 3.2a)*. Beim Stehen ist es wichtig, einen rechten Winkel zwischen Unterschenkel und Fuß zu haben, sonst ist es nicht möglich, die Ferse aufzusetzen. Beim normalen Gang braucht es sogar einen noch kleineren Winkel im oberen Sprunggelenk. Meistens finden wir eine Verkürzung und Versteifung der Achillessehne. So ist es selbstverständlich, dass eine Reduktion des Spitzfußes bei gebeugtem Knie – wo also der Wadenmuskel in der Kniekehle gelockert wird und nicht gedehnt ist – leichter erfolgt. Und es ist nur natürlich, dass der Patient im Stehen in die Knie „knickt", wenn er die Ferse aufsetzt, da in dieser Phase die Achillessehne gedehnt wird und der Patient nicht mehr im Stande ist, das Knie zu strecken, weil der M. trizeps surae zu kurz ist. Bei einem starken Spitzfuß kann beim Stehen und Gehen zunächst eine Fersenerhöhung notwendig sein.

Bei langer Bettlägerigkeit, wenn die Beine nicht selbstständig bewegt werden können, ist beim Lagern immer auf die Spitzfußprophylaxe zu achten. Schon das reine Aufliegen der Bettdecke oder ein straff anliegendes Leintuch können den Spitzfuß fördern. Oft liegen auch bereits die Spitzfußtendenz und eine Versteifung des Sprunggelenkes vor, so etwa bei Frauen, die jahrzehntelang Stöckelschuhe getragen haben. Gerade kleinere Frauen sind oft an eine ständige Fersenerhöhung gewöhnt, auch bei Pantoffeln. Dies führt zu einer Kontraktur im Sprunggelenk mit einer Verkürzung der Achillessehne. Auch bewirkt die Kontraktur in Hüfte und Knie eine Verkürzung der Wadenmuskulatur.

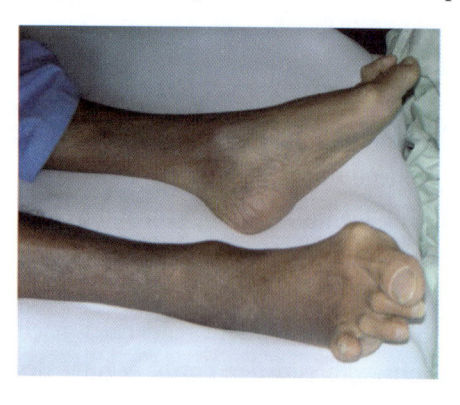

Abb. 3.2a

3.1 Lagerungen

Um die Bettdecke nicht aufliegen zu lassen, verwendet man oft einen Bettkorb, ein Gestänge, das man über Unterschenkel und Füße stülpt. Das Leintuch oder die Decke legt man dann darüber. Dadurch entsteht ein ziemlich großer Hohlraum. Oft reicht die Decke seitlich nicht aus, und es bleiben „Luftlöcher". Der Patient beklagt sich vielleicht über kalte Füße, da sich dieser Hohlraum nur schwer erwärmen lässt. Man kann mit einer zusätzlichen Decke, quer über die untere Extremität aufgelegt, abhelfen.

Der Bettkorb ist nützlich und wichtig, wenn die Decke auf den Beinen oder auf einem Bein überhaupt nicht aufliegen soll – etwa bei offenen Beinen oder frisch operierten Patienten (Knie oder Fuß). Ansonsten genügt es, in das untere Bettende ein festes Kissen oder Ähnliches hineinzustopfen und die Decke darüber zu ziehen, sodass sie nicht auf den Füßen aufliegt *(Abb. 3.2b).*

Besteht bereits ein Spitzfuß, ist die Reduktion der Kontraktur in liegender Position schwierig. Auch bei der stabilen Seitenlagerung nach Bobath kann man zwar vielleicht den Fuß am Kissen lagern, da das oben liegende Knie gebeugt ist, aber eine Verminderung der Sprunggelenksversteifung ist auch hier schwierig. Hilfreich ist die sitzende Position. Dabei muss man darauf achten, dass der Patient soweit möglich aufrecht im 90°-Winkel sitzt, die Oberschenkel am Stuhl aufliegen und die Stuhlhöhe so ist, dass die Füße auf dem Boden stehen. Fußstützen sind, wie oben erwähnt, nicht günstig, da diese sich meist nicht richtig an die Fußsohle anpassen und bei bereits bestehendem Spitzfuß der Fuß leicht herunterrutscht. Im Sitzen kann man dann langsam die Füße am Boden zurückschieben, jeden Tag etwas mehr, bis man 90° zwischen

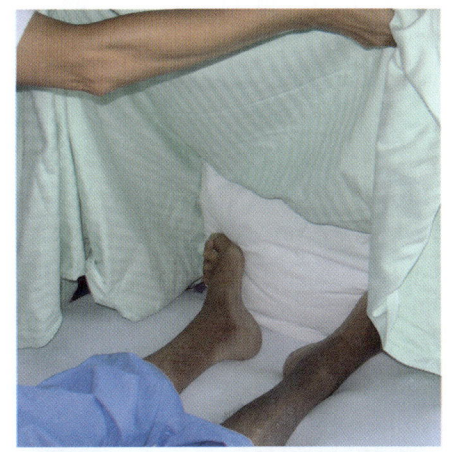

Abb. 3.2b

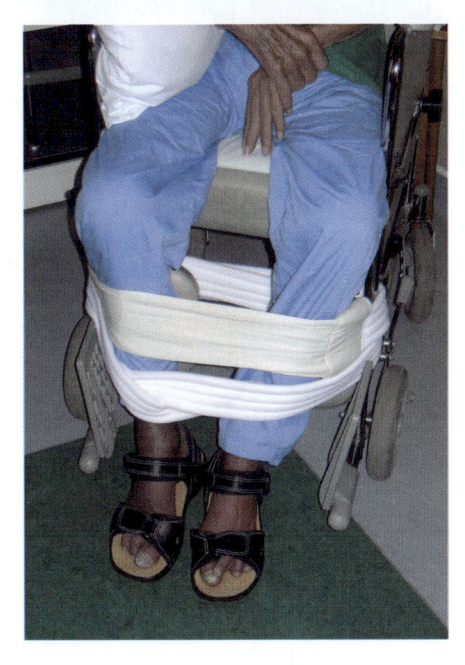

Abb. 3.2c

Unterschenkel und Fuß erreicht. Eventuell kann man auch zeitweise mit einem weichen Band den Unterschenkel nach hinten fixieren *(Abb. 3.2c)*. Man verhindert damit, dass der Patient mit den Füßen nach vorne rutscht und dann in der Folge auch am Stuhl weiter nach vorne rutscht und in eine Liegestuhlposition kommt.

Besondere Aufmerksamkeit ist bei Lähmungen auf den Spitzfuß zu richten. Hier denke man vor allem an die Halbseitenlähmung, bei der auf Lagerung ganz besonders zu achten ist. Dabei denke man besonders an die stabile Bobath-Seitenlagerung. In der trotzdem häufigen Rückenlage und besonders in der schlaffen Phase der Lähmung fällt der Fuß in die Plantarflexion, und meistens hat das ganze Bein die Tendenz, nach außen zu fallen. So kann es notwendig sein, das ganze Bein und den Fuß zu stützen. Hilfreich sind Lagerungskissen mit beweglichem Füllmaterial. Damit kann man eine Rille bilden und das Bein hineinlegen, so dass es nicht mehr nach außen fallen kann. Hat man eine Kunststofflagerungshülle, einen Lagerungsschaft, wie er für die Lagerung nach Operationen am Bein allgemein verwendet wird, geht dies gut. Legt man hingegen das Bein auf ein festes Kissen, ist die Lagerung oft nicht stabil.

Der Fuß kann zusätzlich von unten etwas gestützt werden. Besonders bei Lähmungen ist es aber wichtig, dass an der Fußsohle kein fester Druck ausgeübt wird, da sonst eine Gegenreaktion erfolgt, das Bein sich verkrampft und die Spastizität gefördert wird.

Das Lagern eines Beines in einer Schaumstoff-Lagerungssschiene oder einem Lagerungsschaft findet vor allem bei Prothesenpatienten oder Oberschenkelbrüchen Anwendung. So eine Lagerungsschiene kann auch bei Lähmungen hilfreich sein, damit das betroffene Bein nicht in die Außenrotation dreht. Ist die Ferse in der Schiene vertieft, kann diese auch eine gute Dekubitusprophylaxe für Ferse und Knöchel bilden. Hat man keine solche Schiene zur Verfügung, lässt sich ein ähnlicher Effekt mit Kissen mit beweglichem Füllmaterial erzielen, wenn man diese entsprechend formt.

Lagerungsprobleme bei Kontrakturen und Lähmungen bringen unser Augenmerk nun direkt zu einer weiteren Problematik, zum Wundliegen.

3.1.4 Dekubitusprophylaxe

Bei langer Bettlägerigkeit und wenn sich die Patienten nicht mehr selbst drehen können, ist großes Augenmerk auf das Wundliegen zu legen. Zusätzlich gefährdet sind besonders magere Personen, Personen mit Hautreizungen, z.B. durch Inkontinenz, oder Durchblutungsstörungen, etwa durch Diabetes oder Lähmungen. Häufiges Umlagern ist das A und O. Je nach Gefährdungsgrad sollte alle zwei Stunden und eventuell auch häufiger umgelagert werden, natürlich auch nachts. Dekubiti entstehen durch Kompression, wobei die Zirkulation im Gewebe nicht mehr gewährleistet ist. Durch einen anhaltenden Druck auf die gleiche Hautzone werden kleine Blutgefäße abgesperrt und der Stoffwechsel unterbrochen. Zellen beginnen abzusterben, und es können Nekrosen bis tief ins Gewebe hinein entstehen. Werden beim Umlagern Hautrötungen beobachtet, die nach der Druckentlastung nicht innerhalb kurzer Zeit verblassen, müssen wir mit erhöhter Wachsamkeit reagieren. Gefährdet sind vor allem Zonen, an denen Knochen an exponierter Stelle besonders fest aufliegen. Eine Kompression kann außerdem auch bei Schienen und Gipsen an Druckstellen erfolgen. Besonders exponiert ist das Kreuzbein bei Oberkörperhochlagerungen. Bei der flachen Lagerung liegen hingegen die beiden Gesäßhälften normalerweise mehr auf als das Kreuzbein. Dekubitusprophylaxe „Nummer eins" ist also die flache Lagerung. Sie ist auch wichtig für die zweithäufigste Gefährdungszone, die Ferse. Relativ einfach und ratsam ist es, ein Kissen unter die Beine zu lagern und dabei die Ferse frei zu lassen. Lagert man nur tief am Unterschenkel etwas unter, geht das meist nicht so gut, da das Bein nicht stabil liegen bleibt und eventuell Spannung im Knie entsteht. Wenn das Bein nach außen fällt, finden wir eine weitere häufige Gefährdungszone am äußeren Knöchel. Bei der Verwendung von Lagerungsschienen für die Beine muss man gut auf die Vertiefung der Fersenregion achten. Wird bei Seitenlagerungen nicht gut aufgepasst, und der Druck bleibt gerade am Trochanter major, kann es auch hier zu einem Wundliegen kommen. Der Druck sollte entweder weiter vorne (stabile Seitenlagerung nach Bobath) oder weiter hinten (30°-Seitenlagerung) liegen. Ähnliches gilt für den Oberarmkopf, wobei man darauf achten muss, dass das Schulterblatt gut flach gelagert ist.

Bei querschnittgelähmten oder amputierten Patienten oder solchen mit Sensibilitätsstörungen ist auch auf die Gefährdung beim Sitzen auf den Sitzknochen hinzuweisen. Hier sind Silikonkissen sehr hilfreich. Auch sollte sich der Patient, wenn möglich, immer wieder vom Stuhl etwas hochstemmen. Auch bei jüngeren Querschnittgelähmten ist so ein Wundsitzen möglich. Diese müssen dann oft lange auf dem Bauch liegen, damit sich die Wunde schließen kann – eine Position, die älteren Personen selten zumutbar ist, obschon sie auch bei ihnen im Fall eines Kreuzbeindekubitus hilfreich wäre.

Weichlagerungsmatratzen bzw. Antidekubitusmatratzen, die mit Luftkammern gefüllt sind, die durch Druckvariationen die Auflage ständig leicht verändern, sind sehr nützlich. Ein großer Nachteil dieser Unterlagen ist jedoch, dass es sehr schwierig ist, sich darauf zu bewegen und somit auch schwieriger, bewegungsfördernd zu arbeiten. Auch das Umlagern ist problematisch. Schon das Beugen eines Beines kann auf einer weichen Unterlage ein anstrengendes Unterfangen sein. Beim eventuellen Aufsetzen ist das Sitzen am Bettrand weniger stabil. Wird der Patient herausgesetzt und muss dann wieder vom Rollstuhl ins Bett gebracht werden, besteht eine Schwierigkeit darin, dass wegen der Matratze das Bett im Verhältnis zum Stuhl meist höher ist. Durch die Druckvariationen ist außerdem der Schlaf weniger geruhsam. Antidekubitusmatratzen sollten also wirklich nur bei absoluter Notwendigkeit Verwendung finden. Ist keine Antidekubitusmatratze vorhanden, muss auf das Umlagern des Patienten kontinuierlich geachtet werden.

3.1.5 Verlagern auf eine Bettseite

Das Verlagern zu einer Bettseite kommt in den täglichen Handhabungen immer wieder vor und ist notwendig, um Platz zu schaffen für die Seitenlage oder zum Aufsetzen (s. Abb. 3.12–3.13).

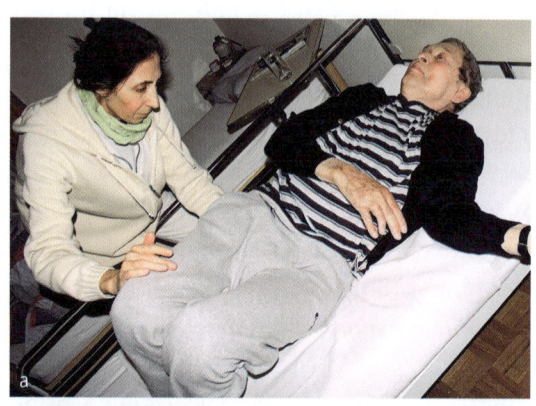

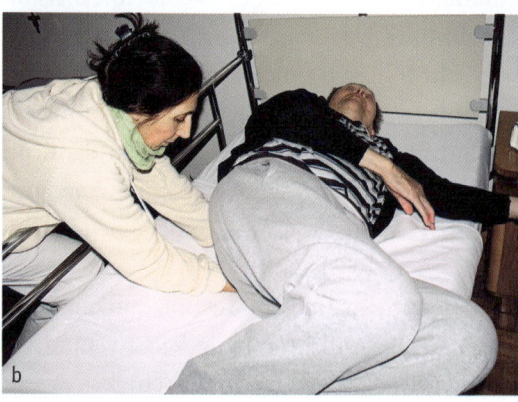

Beim Verlagern zu einer Bettseite ist es wichtig, dass man sich nicht dazu verleiten lässt, Gewicht zu heben. Becken- und Schultergürtel werden natürlich separat verlagert. Zunächst werden die Beine aufgestellt, eine Hand seitlich an das Becken gelegt und die Knie des Patienten so gedreht, dass das Gewicht des Beckens auf unsere Hand zu liegen kommt. Durch ein gleichzeitiges Drehen und Ziehen dreht sich das Becken mit und wird mühelos verlagert (so wie in der Sequenz von Abb. 2.25). Man kann auch nochmals unter das Becken greifen und dieses ganz flach nach hinten ziehen *(Abb. 3.3a–c)*.

Abb. 3.3a–b

3.1 Lagerungen

Wichtig ist es, gut auf die eigene Haltung zu achten. Nur wenn man wirklich tief in die Knie geht, wird man nicht zum Heben verleitet. In der Sequenz der Abbildungen 3.3 wird dies durch das nicht höhenverstellbare Bett erschwert. Kann der Patient selbst das Becken etwas anheben, können wir diese Kompetenz unterstützen, indem wir helfen, die angewinkelten Beine zu halten bzw. die Fersen zu fixieren. Dann können wir eine Hand flach unter das leicht angehobene Becken schieben und helfen, dieses zur Seite zu verlagern.

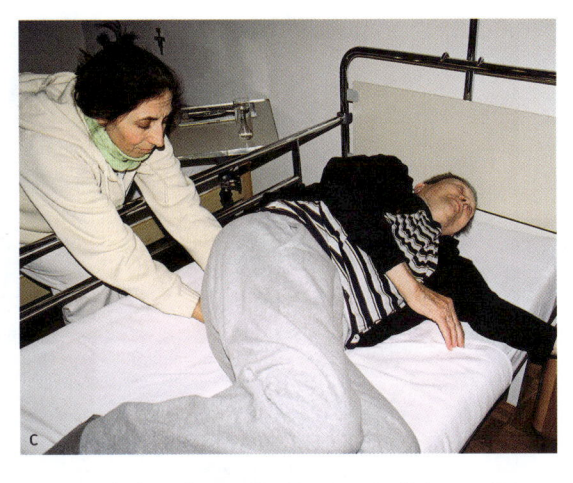

Abb. 3.3c

Um die Schulterpartie zu verlagern, wird ähnlich vorgegangen: seitlich die Daumenkante an eine Schulter legen und untergreifen, dann das Gewicht des Oberkörpers auf die andere Schulter drehen, unter der unsere zweite Hand liegt, die wir dann einfach herausziehen können – wenn nötig Vorgang wiederholen *(Abb. 3.4a–d)*. Bei Mithilfe des Patienten kann dieser sich am Bettbügel festhalten und den Oberkörper damit etwas hochziehen – wir brauchen dann nur eine Hand im Schulterbereich unterzulegen und zur Seite zu ziehen.

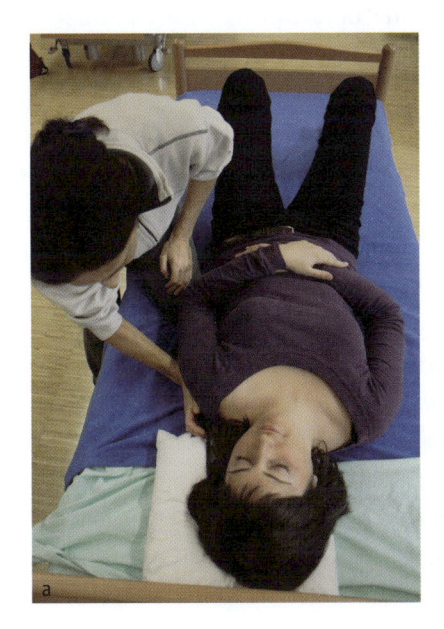

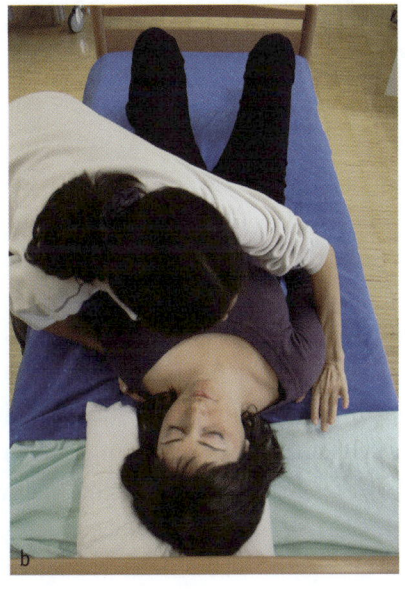

Abb. 3.4a–b

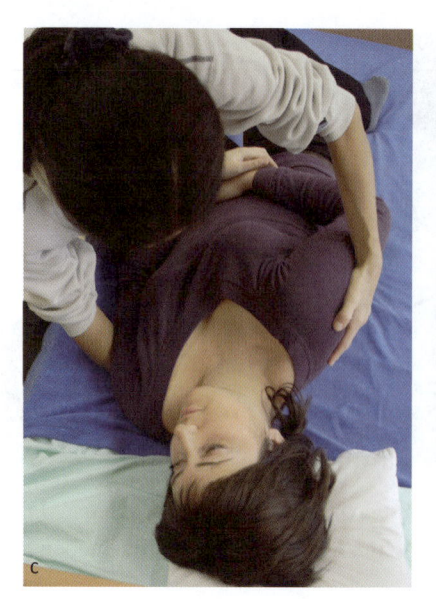

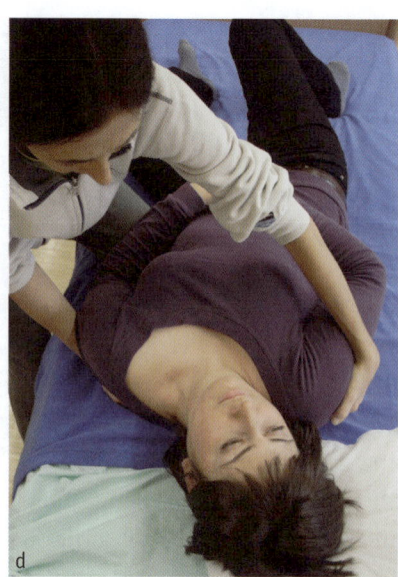

Abb. 3.4c–d

3.1.6 Stabile Seitenlagerung nach Bobath

Diese Lagerung wird als stabil bezeichnet, da sie im Unterschied zu anderen Seitenlagerungen wirklich eine gute Auflage und Stabilität bietet.

Zu Beginn muss der Patient mehr zu einer Bettseite gebracht werden, damit Platz entsteht für die Drehung. Danach wird der Patient mit dem Becken weit nach vorne gedreht. Das oben liegende Bein wird in Hüfte-, Knie-, und Fußgelenk 90° gebeugt, weit vor gebracht und auf ein größeres, festes Kissen gelagert. Das Kissen sollte so groß sein, dass Knie, Unterschenkel und Fuß gut gelagert werden können. Der Fuß sollte zur Vermeidung eines Spitzfußes nicht über das Kissen hängen. Das unten und weiter hinten liegende Bein sollte so gut als möglich gestreckt bleiben. Das feste Kissen, auf dem das andere Bein liegt, verhindert, dass das gestreckte, untere Bein sich nach vorne beugt. Damit man das Becken gut nach vorne drehen kann, muss man eventuell nachlagern, indem man unter das Becken fasst und es noch einmal nach hinten zieht.

Beim Schultergürtel ist darauf zu achten, dass man das Schulterblatt gut lagert. Auf keinen Fall darf der Patient kantig am Oberarmkopf aufliegen. Dazu muss man vorsichtig und flach unter das Schulterblatt greifen und es gut abduzieren. Auf keinem Fall darf am Arm gezogen werden. Auf diese Weise haben wir also das Becken nach vorne gedreht, während der Schultergürtel eher nach hinten liegt. Bei Bedarf braucht es eventuell noch ein Kissen, um den oben liegenden Arm zu lagern. Dabei muss vor allem auf die Lagerung von Handgelenk und

3.1 Lagerungen

Hand geachtet werden, damit das Handgelenk gestreckt liegt. Dies ist wichtig, um eventuellen Kontrakturen und Schwellungen vorzubeugen. Der unten liegende Arm kann nach außen gedreht aufliegen, sodass die Handfläche offen zur Decke zeigt. Dies wäre vor allem bei Halbseitenlähmungen wichtig.

Ursprünglich wurde diese Lagerung speziell in der Frühbehandlung von Halbseitenlähmungen eingesetzt. Außer ihrer Stabilität bringt diese Lagerung noch folgende Vorteile:

▷ Durch die Gegendrehung von Schulter- und Beckengürtel vermindern sich Versteifungen im Rückenbereich.
▷ Die starke Drehung des Beckens bringt es mit sich, dass die Gewichtsauflage nicht auf dem Trochanter major und auch nicht auf dem äußeren Knöchel des unten liegenden Beines erfolgt, sondern etwas davor; dies ist für die Dekubitusprophylaxe sehr wichtig.
▷ Die Beugung nur des oben liegenden Beines, und dies wenn möglich 90° flektiert in Hüfte und Knie, während das andere soweit als möglich gestreckt wird, bewirkt eine gewisse Beweglichkeit im Beckenbereich und wirkt Kontrakturen in den Beingelenken entgegen.
▷ Entgegen der auf den ersten Blick etwas extrem anmutenden Position

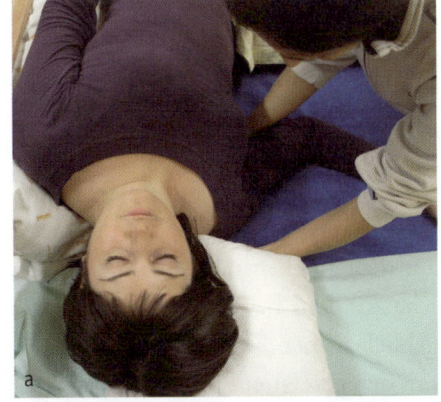

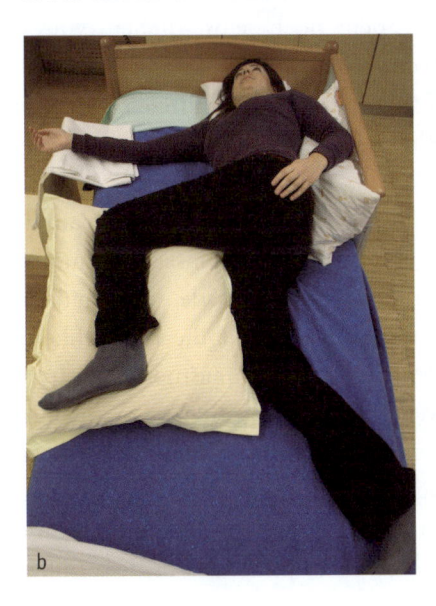

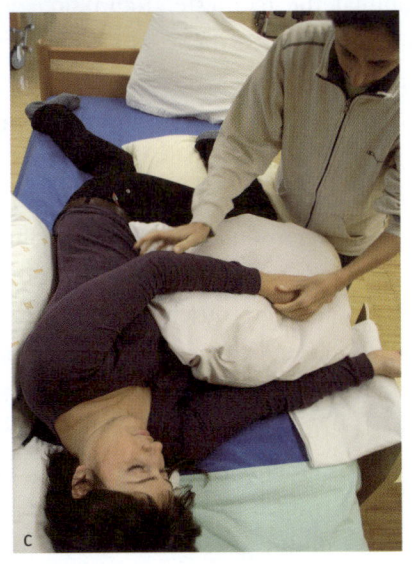

Abb. 3.5a–c

wird diese Lagerung meist als durchaus angenehm empfunden, und die Patienten können gut ein paar Stunden ruhen und auch schlafen. Wichtig ist die gute Lagerung des Schulterblattes, damit das Gewicht nicht unmittelbar auf der Schulter aufliegt. Eventuell kann zwischen Rücken und Bettgitter die Stabilität noch mit einem Kissen unterstützt werden. Dies wird meist als sehr angenehm empfunden, da sich die Patienten so entspannt zurücklegen können.

Zusammenfassend kann gesagt werden, dass dieser Lagerungsmodus viele Vorteile zur Dekubitus- und Kontrakturprophylaxe bringt. Er wirkt stimulierend und mobilisierend und sollte bei steifen und bettlägerigen Personen immer als eine Möglichkeit in Betracht gezogen werden *(Abb. 3.5a–c)*.

3.1.7 Andere Seitenlagerungen

Wahrscheinlich ist die Einschlafposition für die Mehrzahl der Menschen die Seitenlage. In der Seitenlage können leichte Spannungen im Körper eher ruhig gestellt werden. Wir krümmen uns mehr oder weniger zusammen und haben so ein entspanntes und auf uns selbst bezogenes Gefühl. Im Schlaf drehen wir uns dann mehr oder weniger in verschiedene Positionen. Eine offene Schlafposition auf dem Rücken mit den Armen kandelabermäßig nach oben, wie wir sie bei Kleinkindern bewundern können, werden wir allerdings in der Geriatrie vergeblich suchen, und sie ist schon bei Erwachsenen eine Rarität. Die Rückenlage mit den gezeigten Problemen bleibt allerdings bei Schmerzen, Wunden und Immobilität die häufigste. Kann sich der Patient noch selbst drehen, wird auf Lagerungen meist nicht sehr geachtet, wiewohl auch dort bei dem einen oder anderen angesprochenen Problem eine Lagerung durchaus hilfreich wäre. Kann sich der Betroffene aber selbst nicht mehr drehen, muss unbedingt umgelagert werden.

Bei der so genannten 30°-Seitenlagerung bleibt der Patient im Grunde auf dem Rücken liegen. Nur die Druckverteilung wird durch eine einseitige Unterlagerung verändert. Es geht auch nicht genau um die dreißig Grade, sondern darum, eine Körperhälfte durch Erhöhen zu entlasten und somit die Möglichkeit zu geben, sich mehr einer Seite zuzuwenden. Dieser Lagerungsmodus findet vor allem bei Schwerkranken Anwendung, welche nicht viel gedreht werden können. Unterlagern kann man entweder gleichmäßig unter dem Körper des Patienten oder auch unter der Matratze, sodass eine Schieflage entsteht.

Oft wird einfach irgendwie zur Seite gedreht. Das kann ab und zu auch durchaus in Ordnung gehen. Der Patient findet eine ihm passende Position, in der er sich wohl fühlt. Allerdings sollte bedacht werden, was längerfristig nützlich ist und welche sekundären Probleme auftreten. Kontrakturen sind unter Umständen in dieser Position weniger sichtbar und auch weniger spürbar, werden aber längerfristig eher verstärkt. Ein Kissen zwischen die Knie gesteckt verhindert bei einer starken Adduktorenspannung zwar eine Rötung der Knieinnenseite, aber der Druck bleibt der Gleiche. Meistens ist eine Position, in der der Körper genau auf der Seite liegt, nicht sehr stabil, und wenn man sich noch etwas bewegt, liegt man bald wieder halb auf dem Rücken – eventuell verlieren Kissen, die am Arm oder an den Beinen untergelagert wurden, ihre gute Lage. Das größte Problem in dieser Position ist allerdings die Dekubitusgefährdung am Trochanter major. Außer der 30°-Seitenlage und der Bobath-Lagerung kann man bei einer Seitenlagerung auch an eine so genannte 135°-Lagerung denken, d.h. man liegt dabei fast auf dem Bauch. Dies ist aber in der Geriatrie nicht oft anwendbar.

3.1.8 Hochlagern der Beine

An ein Hochlagern der Beine denkt man besonders bei Schwellungen und bei Rückenschmerzen. Bei Schwellungen und Ödemen an Beinen und Füßen ist es hilfreich, die Beine erhöht zu lagern, um damit den Rückfluss und die Entstauung zu fördern. Dies kann auch die Herztätigkeit unterstützen. Zu beachten ist, dass dabei die Kniekehlen nicht durchhängen; das kann passieren, wenn das Fußteil des Bettes als Ganzes nach oben gebracht wird oder wenn ein Kissen zur Unterlage zu tief bei den Fersen angebracht wird. Andrerseits sollte kein Druck in die Kniekehlen ausgeübt werden, ein eventuelles Kissen sollte flächig untergelegt werden.
Werden die Beine erhöht gelagert, muss besonders darauf geachtet werden, dass die Decke nicht zu fest auf den Füßen aufliegt. Dies kann, wie erwähnt, einen Spitzfuß fördern oder ist zumindest unangenehm. Wird gleichzeitig der Oberkörper hoch gelagert, entsteht ein Knick in der Hüfte; der Abfluss aus den Beinen ist schwieriger. Besser: die Beine nicht sehr hoch, dafür aber den Oberkörper möglichst flach lagern.
Das Hochlagern der Beine bringt oft auch bei Rückenschmerzen und Bandscheibenproblemen Linderung. Klassisch ist die so genannte Stufenlagerung, wobei die Beine in Hüfte und Knie im 90°-Winkel gebeugt auf einem großen Keilpolster gelagert werden. Oft hat man zwei große Lagerungskissen zur Verfügung und kann auf einem oder zwei dieser Kissen lagern. Auf diese Weise liegt die Lendenwirbelsäule flach auf. Ist der Ischiasnerv gereizt, kann diese Position zuviel des

Guten sein, und die Position wird nicht gut ertragen. Dann ist es angenehmer, wenn die Beine einfach über ein oder zwei Kissen gelegt werden. Dies kann bei akuten Schmerzen auch eine gute Position zum Schlafen sein.

3.1.9 Lagern der Arme

Bei den Armen ist besonders in einigen Fällen auf Lagerung zu achten. Im Vordergrund stehen Paresepatienten, am häufigsten mit Halbseitenlähmung. Bei schlaffen Lähmungen ist die Schultersubluxation zu vermeiden. Natürlich darf an einem gelähmten Arm niemals gezogen werden! Und beim Oberkörperhochlagern im Bett muss der Arm immer mitgelagert und unterstützt werden; am besten, wenn man den Unterarm stützt. Ein Kissen unter der Schulter führt leicht zu einer Innenrotation des Armes und ist eher zu meiden. Im Sitzen, sei es im Bett oder am Stuhl, muss selbstverständlich darauf geachtet werden, dass der Arm nicht hängt. Der Unterarm muss derart gestützt werden, dass der Arm nicht hängen kann. Während des Aufstehens kann der Arm mit einer Schlinge gehalten werden oder in einer halboffenen Jacke gelagert werden.

Durch die numerische Vorherrschaft der Beugemuskulatur und der Innenrotatoren muss beim Arm vor allem auf die häufigen Kontrakturen in Beugestellung und Innenrotation geachtet werden. Der Ellenbogen sollte immer wieder gestreckt gelagert werden und das Schulterblatt allgemein gut am Bett aufliegen können. Ein Kissen unter Schulter und Oberarm führt eher zur Innenrotation des ganzen Arms, was man vermeiden sollte.

Sodann muss auch auf das Lagern der Hand geachtet werden, vor allem darauf, dass keine Beugung im Handgelenk besteht *(Abb. 3.6a)*. Das Handgelenk soll gestreckt und die Hand möglichst offen sein *(Abb. 3.6b)*. Günstig sind auch hier kleine Kissen mit beweglichem Inhalt, die gut angepasst werden können. Mit einer Beugekontraktur im Handgelenk kann die Greiffunktion der Hand kaum ausgeübt

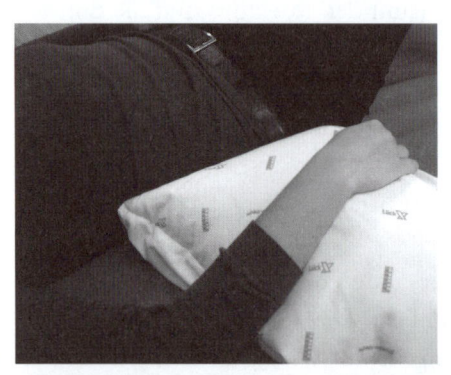

Abb. 3.6a

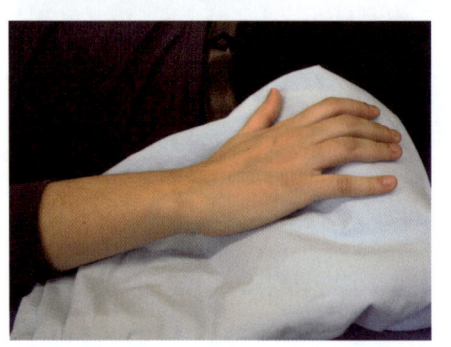

Abb. 3.6b

werden, selbst wenn sich Lähmungen vielleicht mit der Zeit bessern. Die Hand sollte möglichst offen gelagert werden und eine Beugung nicht noch zusätzlich mit einem Greifobjekt, z.B. einem kleinen Ball, forciert werden. Dies fördert eher Beugekontrakturen, die sich bei spastischen Mustern besonders leicht bilden. Am besten lässt sich eine Hand öffnen, wenn man vom Daumen aus in die Außenrotation dreht, wenn möglich zusammen mit dem ganzen Arm (siehe Bobath-Seitenlagerung). Besteht allerdings bereits eine starke Schließung der Hand, die oft bis zu einem Einkrallen der Nägel geht, kann z.B. ein weiches zusammengerolltes Tuch in die Hand gegeben werden.

Schwellungen an Hand und Arm können, außer bei spezifischen Problemen, auch bei Lagerungsfehlern vorkommen. Oberkörperhochlagerungen gepaart mit Kontrakturen können einen Flüssigkeitsstau verursachen. Sonst findet man Schwellungen besonders bei Knochenbrüchen und operativen Eingriffen. Auch hier gilt es, den Arm offen und im Verhältnis zum Oberkörper möglichst hoch zu lagern.

3.1.10 Verlagerung zum Kopfende des Bettes

Wie bereits bemerkt, ist die häufigste Ursache, weshalb Patienten zum unteren Bettende rutschen, das Hochlagern des Kopfteiles. Dies ist natürlich nicht ganz zu vermeiden. Eine andere Ursache dafür ist, dass die Patienten beim Übersetzen vom Stuhl zum Bett bereits zu tief im Bett ankommen. Das kann passieren, wenn die Therapeutin mit dem Rücken zum Nachttisch steht und somit den Eindruck hat, schon genügend zum Kopfteil hin zu arbeiten. Dieser Eindruck täuscht oft. Es wird zu wenig bedacht, wo das Becken der Patienten ankommt. Besser ist es, wenn die Patienten etwas höher im Bett ankommen, da sie eventuell leicht etwas nach unten verlagert werden können. Wenn wenig Platz ist, muss man vielleicht vor dem Transfer das Bett etwas verstellen. Auf alle Fälle sollte häufiges Hochziehen soweit als möglich vermieden werden. Je nach Möglichkeiten der Mitarbeit der Patienten kann man verschiedene Modi ausprobieren.

Zuerst sollte man die Beine so gut wie möglich aufstellen, das verringert Auflagefläche und Reibung und kann helfen, mit den Fersen zu stützen. Kann der Patient die Beine nicht alleine halten und arbeitet man alleine, kann man ein Kissen unter die gebeugten Beine legen, damit diese nicht wegrutschen. Liegen die Beine hingegen mit ihrer ganzen Auflagefläche auf, erzeugen sie beim Höherlagern Reibungswiderstand. Ist es krankheitsbedingt nur möglich, ein Bein zu beugen, sollte man das tun. Wenn auch der Patient etwas mithilft, kann es hilfreich sein, die Füße zu stützen, damit die Fersen nicht wegrutschen. Ideal

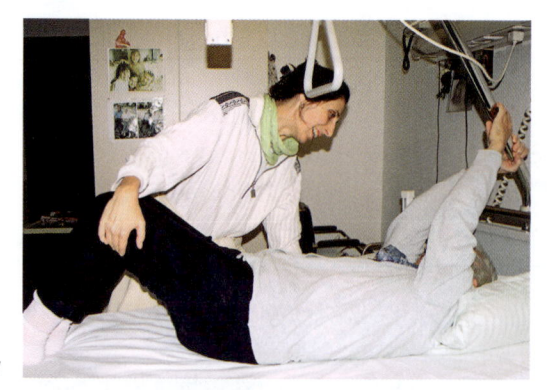

Abb. 3.7

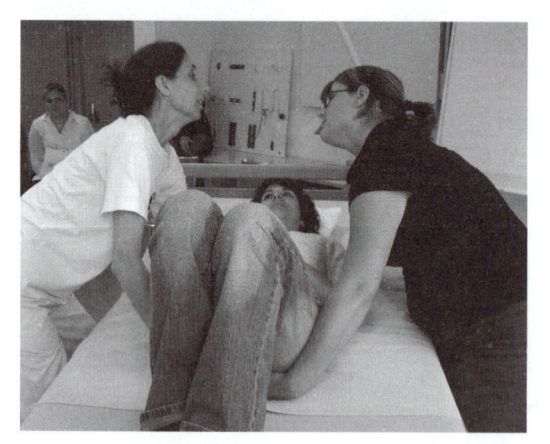

Abb. 3.8

ist, wenn die Patienten zur Bettstange hochgreifen können *(Abb. 3.7)*. Eine Hand unter dem Becken kann zusätzlich Reibung vermeiden. Der Bettbügel gibt keine große Hilfe, da er meist zu weit vorne hängt. Will man ihn verwenden, sollte man ihn wenigstens soweit als möglich zurückhängen. Durch das Halten mit den Armen verringern die Patienten den Auflagedruck und die Reibung. Der Körper kann mit ganz wenig Aufwand verlagert werden, bzw. die Betroffenen können sich selbst hochziehen.

Leider passiert es bisweilen, dass zwei Pfleger/Therapeuten von beiden Seiten unter die Patienten greifen und sie in einer „Hau-Ruck-Aktion" nach oben „hieven" *(Abb. 3.8)*. Das ist gefährliche Schwerstarbeit für den Rücken: Der Rumpf ist nach vorne gebeugt, man arbeitet von sich weg, die große Auflagefläche der Patienten erzeugt viel Reibung, und man hebt Gewicht direkt gegen die Schwerkraft. Oft nimmt man sich nicht einmal die Zeit, das Kopfteil flach zu legen und arbeitet gegen Gefälle.

Eine bessere Möglichkeit, Menschen zu verlagern, die gar nicht mithelfen können, ist folgende: Man dreht das Gewicht etwas auf eine Seite, verschiebt die freie Schulter und die freie Beckenhälfte nach oben und dreht dann auf die andere Seite und macht hier das gleiche. Wiederholt man diesen Vorgang ein paar Mal, liegen die Betroffenen gleich etwas höher. Dies kann man alleine machen oder besser zu zweit *(Abb. 3.9a–b)*. Noch leichter geht es, wenn man ähnlich zu zweit mit dem Quereinzug verfährt: Man verlagert das Gewicht, und die freiwerdende Seite wird nach oben gezogen *(Abb. 3.10a–b)*. Dabei muss man verhindern, dass der Kopf sich in das Bett eindrückt und Widerstand leistet – eventuell muss man den Kopf etwas anheben. Für die Patienten kann es unangenehm sein, wenn sie zu schnell hin und hergerollt werden. Dies kann Angst erzeugen, und die Patien-

3.1 Lagerungen

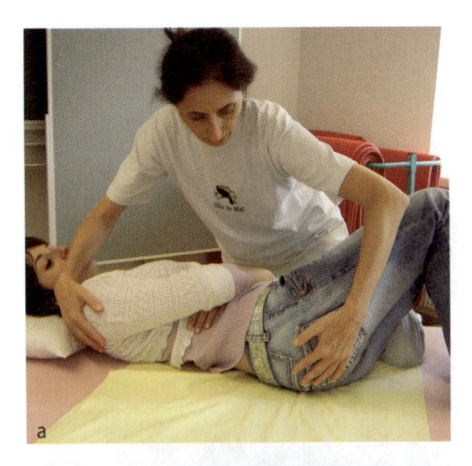

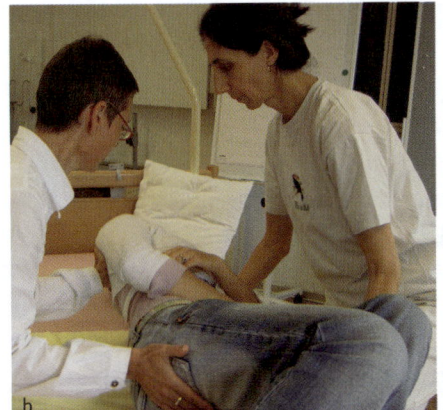

Abb. 3.9a–b

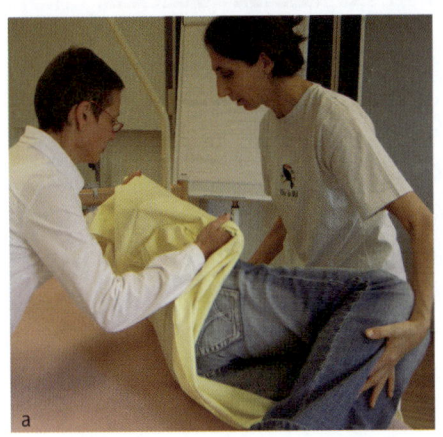

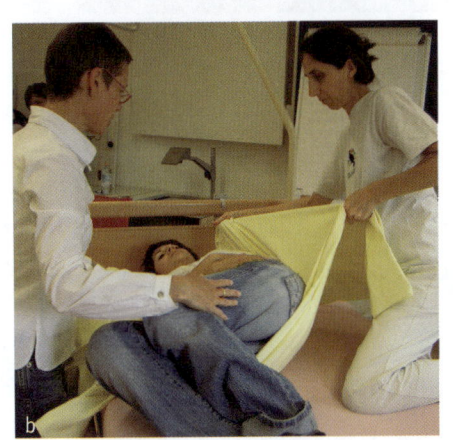

Abb. 3.10a–b

ten versteifen sich möglicherweise. Wichtig sind Information und eine ruhige Hand. Man sollte auch hier immer danach trachten, zu sich hin zu arbeiten. Dazu muss man oft den Nachttisch, bzw. das Bett verstellen, um Platz zu schaffen. Die Beine der Patienten sollten soweit wie möglich gebeugt sein, damit ihr Gewicht und die Reibung nicht das Verlagern erschweren.

Eine weitere Möglichkeit, einen Patienten alleine äußerst schonend hinaufzuziehen, ist folgende: Die Beine des Betroffenen aufstellen, sich selbst ganz zum Kopfteil stellen, tief in die Knie gehen, die beiden Arme schienenmäßig von oben nach unten so unter den Rumpf des Patienten bringen, dass eine Hand unter dem Kreuzbein und die andere unter dem gegenüberliegenden Schulterblatt liegt. Der Arm, der quer zum Schulterblatt geht, stützt auch den Kopf. Auf diese Weise ist es möglich, die Reibung fast auszuschalten und den Patienten zu sich heraufzuziehen *(Abb. 3.11a–c)*. Etwas Übung ist nötig, bis man spürt, ob die Arme richtig liegen, so dass Reibung vermindert wird, und damit man sich nicht

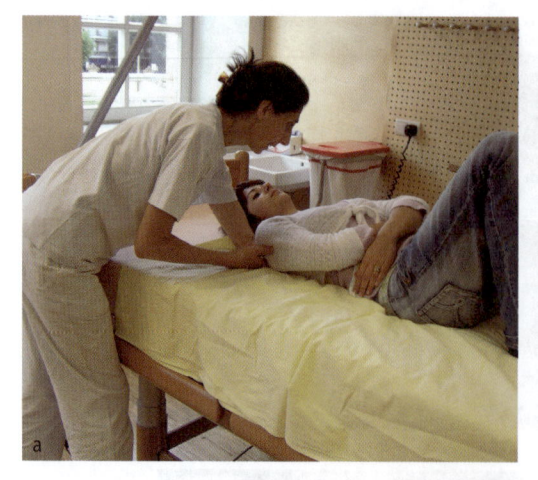

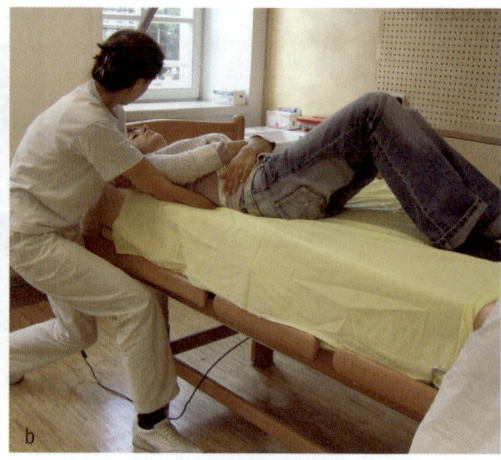

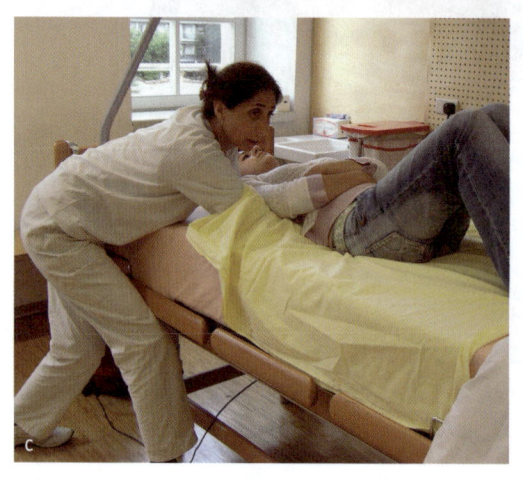

Abb. 3.11a–c

dazu verleiten lässt, den Patienten aufzuheben, sondern ihn wirklich nur wie auf Schienen zieht. Um Reibung zu verringern, kann man mit den Händen auch unter den Betteinzug fahren. Auf diese Weise kommt der Patient mehr zu einer Bettseite, aber ihn dann in die Mitte zu verlagern, ist nicht schwer. Eine eventuell vorhandene zweite Pflegeperson kann die Füße stützen, damit sie nicht wegrutschen. Ist man zu zweit, kann man dieses Verfahren „auf Schiene" auch von links und rechts ausführen: Die Pflegekräfte legen jeweils einen Arm als Schiene links und rechts der Wirbelsäule von oben nach unten unter den ganzen Rücken. Wichtig ist auch hier, dass man ganz am oberen Bettende steht, um zu sich hin arbeiten zu können.

Weiter nach oben verlagern kann man auch im Sitzen: Man setzt den Patienten im Bett ganz auf, während das Bett natürlich flach gestellt wird. Durch leichte rechts-links Gewichtsverlagerungen kann die jeweils frei werdende Beckenhälfte nach hinten, also zum Kopfteil hin, verlagert werden. Dieser Modus kann hilfreich sein, wenn der Patient aus irgendeinem Grund nicht flach gelagert werden kann.

3.2 Aufsetzen im Bett und Umsetzen zum Stuhl

Das Aufsetzen im Bett und Umsetzen zum Stuhl sind in der Geriatrie die am häufigsten zu tätigenden Transfers. Es ist ein Grundsatz guter Pflege, bettlägerige Patienten und stark bewegungseingeschränkte Personen, die alleine nicht mehr aufstehen könnten, zumindest einmal täglich, wenn möglich auch zweimal, aufzusetzen. Dies tonisiert und stabilisiert den Kreislauf, ermöglicht es, sitzend zu essen, mit anderen Personen leichter zu kommunizieren, leicht mit dem Rollstuhl zum Tisch, ins Bad oder in einen Aufenthaltsraum gebracht zu werden. Die sitzende Position erleichtert die Ausscheidung und ist für die Atemfunktionen förderlich und wichtig als Dekubitusprophylaxe. Eine lange Bettlägerigkeit kann außerdem oft zu einer zeitlich-räumlichen Desorientierung beitragen.

Nun wird das Heraussetzen und dann das Wieder-ins-Bett-bringen von stark eingeschränkten Personen auf Pflegeabteilungen fast notgedrungen als sehr belastend erlebt. Oft steht man auch unter Zeitdruck: Morgens müssen vielleicht zehn oder mehr Personen von zwei bis drei Pflegepersonen innerhalb von zwei Stunden gewaschen und herausgesetzt werden.

In diesem Umfeld ist es schwierig vom besonders rehabilitativen Charakter dieses Transfers zu sprechen. Dabei eignet sich der komplexe Bewegungsvorgang mit Beine anziehen, Drehen, Stützen, Sitzen, Anstehen, den wir gleich im Detail betrachten werden, besonders dazu, Restkompetenzen sinnvoll auszunützen. Oft ist es dem Patienten auch möglich, wieder den gesamten Bewegungsablauf zu erlernen und autonom, mit nur ganz wenig Hilfe, zu verrichten. Eine von diesen alltäglichen Verrichtungen losgelöste Physiotherapie wird schwerlich einen wirklich rehabilitativen Charakter haben können. Überflüssig hier nochmals anzufügen, dass das Hochheben des Patienten beim Verlassen des Bettes eine große Belastung für die Pflegenden und keine Aktivierung des Patienten darstellt.

Die Zeit, in der der Patient gewaschen, angezogen und herausgesetzt wird, ist meistens der längste zusammenhängende Pflegekontakt des Tages. Sind auch noch Wundmedikationen zu tätigen, kann das Ganze auch mehr als eine halbe Stunde dauern. So ist es durchaus verständlich, dass die Pfleger unter Zeitdruck sind. Oft empfindet auch der Betreute keine große Freude, er ist vielleicht noch schläfrig, hat Schmerzen oder Angst, spürt die Anstrengung bei den Bewegungen und sehnt sich nur nach dem Moment, endlich zu sitzen und eventuell das Frühstück zu bekommen. Sollten also alle Beteiligten diese Abläufe nur als notwendiges Übel betrachten, ist es wenig wahrscheinlich, das die angesprochene rehabilitative und kommunikative Chance wirklich wahrgenommen wird.

Nun gibt es bestimmt verschiedenste Möglichkeiten, um ins Bett und wieder heraus zu kommen. Auch gesunde Personen verrichten dies nicht alle in gleicher Weise. Sind Schmerzen oder Bewegungseinschränkungen vorhanden, müssen die Lösungsmöglichkeiten angepasst werden. Ist das Bett relativ hoch, rollen sich einige Menschen vielleicht bäuchlings hinein und heraus – eine sehr Kraft sparende Methode. Andere steigen mit einem Knie zuerst hinein und „krabbeln" ins Bett. Bei einigen Personen, z.B. Schmerzpatienten, kann es durchaus hilfreich sein, das Kopfteil während des Aufsetzens höher zu stellen und so das Aufrichten zu erleichtern. Dies kann allerdings den Nachteil haben, dass der Patient nicht optimal im so genannten Querbettsitz zu sitzen kommt, welcher die stabile Ausgangsposition zum Aufstehen wäre. Als Querbettsitz bezeichnet man die stabile Sitzposition quer zur Bettrichtung, wobei die ganze Oberschenkellänge auf dem Bett aufliegen kann und die Unterschenkel aus dem Bett hängen. In dieser Position kann man sich gut mit den Händen links und rechts abstützen. Nach langer Bettlägerigkeit, wenn der Kreislauf noch nicht sehr stabil und der Patient wenig belastbar ist, ist der Querbettsitz eine erste Aktivierungsposition. Der Patient kann eventuell auch mit Kissen etwas gestützt werden, und man kann ihn, wenn er nach kurzer Zeit müde ist, leicht wieder hinlegen. Die ganze Prozedur ist einfach und kann leicht mehrmals täglich wiederholt werden. So kann der Patient darauf vorbereitet werden, wirklich herausgesetzt zu werden. Durch diese Gewöhnungsphase kann man abschätzen, wie stabil der Patient ist, und die Wahrscheinlichkeit eines Kollabierens im Rollstuhl vermindern.

Die meisten Menschen sind es ein Leben lang gewohnt, sofern genügend Tonus und Bauchmuskulatur vorhanden sind, sich mehr oder weniger direkt gerade im Bett hoch zu setzen; vielleicht werden die Beine dabei als Gegengewicht verwendet, indem man sie gleichzeitig aus dem Bett zieht. Eventuell stützt man sich, bei ungenügender Kraft, mit Ellbogen und Händen noch zusätzlich hinten ab. Da ist es nur zu verständlich, dass man sich am verführerisch vor der Nase hängenden Bettbügel hält, wenn dieses Bewegungsmuster nicht mehr funktioniert. Leider nützt dieses Hilfsmittel nur bis zu einem bestimmten Punkt. Es gelingt mit seiner Hilfe nicht, sich vollständig aufzusetzen. Man sitzt zu weit am Bettrand, hat dann Schwierigkeiten den Bügel loszulassen, und die Gefahr, aus dem Bett zu rutschen, ist groß. Will der Pfleger oder Therapeut im Weiteren dem Patienten helfen, sich besser aufzusetzen, ist es schwierig, ihn in dieser Position zu stabilisieren und den Rumpf genügend nach vorne zu bringen, um dann den Transfer zum Stuhl korrekt zu tätigen. Der Patient hängt mit dem Oberkörper nach hinten und rutscht gleichzeitig mit den Füßen weg, er klammert sich am Pfleger bzw. noch am Bügel fest, der Betreuer selbst ist zu weit nach vorne gebeugt. Das

3.2 Aufsetzen im Bett und Umsetzen zum Stuhl

ist keine gute Ausgangsposition zum Umsetzen auf den Stuhl. Bleibt der Patient in dieser Rücklage und lässt sich die Pflegeperson zu sehr nach vorne ziehen, bleibt dieses Ungleichgewicht auch während des Umsetzens bestehen: Die Pflegeperson kann das Gewicht des Patienten nicht ausreichend ausgleichen und „fällt" zusammen mit dem Patienten auf den Stuhl. Dort landet der Patient wieder mit dem Gesäß zu weit vorne, er liegt im Stuhl und muss dann in einem zweiten Arbeitsgang nochmals zurückgesetzt werden.

Zum selbstständigen Aufsetzen im Bett kann auch eine Haltemöglichkeit, die am Bettgestänge des Fußteiles angebracht wird, hilfreich sein. Man kann dazu eine kleine Strickleiter verwenden oder einfacher ein dünnes Leintuch mit mehreren Knoten, an denen sich der Patient festhalten und nach vorne ziehen kann. Dieses Hilfsmittel kann z.B. bei Beckenbrüchen hilfreich sein, wo Drehbewegungen bzw. Beckenheben oft sehr schmerzhaft sind.

3.2.1 Schritt für Schritt zur Sitzposition

Sicher gibt es verschiedene Möglichkeiten, um aufzustehen und sich ins Bett zu legen. Ist allerdings diese Kompetenz einmal verloren gegangen, kann die hier beschriebene, Kraft sparende Schritt-für-Schritt-Vorgehensweise sehr hilfreich sein. In vielen Fällen kann der Patient auch wieder zum selbstständigen Aufstehen kommen bzw. lernen, mit ganz wenig Unterstützung zur Sitzposition zu kommen. Bei jeder Teilbewegung muss man abschätzen, wie weit der Patient mithelfen kann.

▷ Zunächst sollte man die Beine aufstellen, damit die Auflagefläche verringert wird. Den Bettbügel hängt man am besten vorher hoch, damit er nicht zum Anfassen verführt. Es ist wichtig, mit dem Gesäß weit genug im Bett zu liegen, damit beim späteren Aufsetzen die ganze Oberschenkellänge eine stabile Sitzposition bietet. Dies ist auch wichtig, damit beim Drehen keine Bettrandsituation entsteht, die beim Patienten fast immer Angst und Versteifung auslöst, auch wenn sie objektiv nicht als ausgesetzte Situation erscheint.

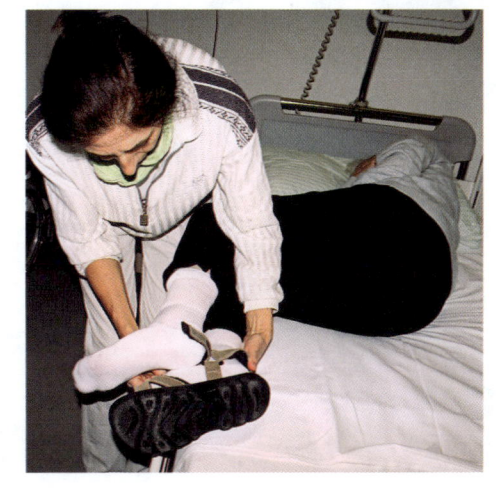

Abb. 3.12

▷ Dann werden Becken und Schultern hintereinander – und nicht gleichzeitig – gedreht; dies wirkt mobilisierend. Ein gleichzeitiges en-bloc-Drehen des ganzen Rumpfes, also ein paralleles Bewegen von Schulter und Becken, kann hingegen bei Schmerzpatienten notwendig sein, um Scherkräfte zu vermeiden. Wie immer ist ganz besonders darauf zu achten, dass zuallererst der Blick und der Kopf gedreht werden.

▷ Ist die Person nun in Seitenlage, sollten zunächst die Beine in Hüfte und Knie möglichst 90° gebeugt und die Unterschenkel zum Bettrand gebracht werden. Eventuell kann der Betreuer durch die eigene Position verhindern, dass die Beine abrupt aus dem Bett fallen. In dieser Position kann man übrigens auch gut Schuhe anziehen *(Abb. 3.12)*.

▷ Sodann sollte man prüfen, ob sich der Patient beim Aufsetzen etwas stützen kann. Um die Kraft effizient ausnützen zu können, muss die Hand, wenn nicht anders möglich, eventuell auch als Faust geschlossen, körpernahe stützen können. Dies kann je nach Situation unterhalb der aufliegenden Schulter oder auch darüber neben dem Hals sein *(Abb. 3.13a)*.

Abb. 3.13a–c

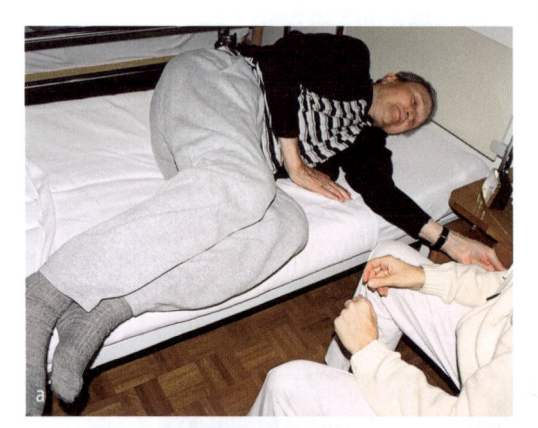

▷ Der Oberkörper kann dann nach vorne gedreht werden, sodass die Hand wirklich als Stützpunkt wirksam wird *(Abb. 3.13b–c)*. Auf diese Weise entsteht eine leichte Spiralbewegung, über die sich der Patient langsam in die Sitzposition bringt. Der zweite, unten liegende Arm kann zuerst auf den Ellbogen stützen und dann noch weiter zurück gebracht werden und auch mit der Hand stützen *(Abb 3.13d–g)*. Hat der Patient eine schwächere und eine

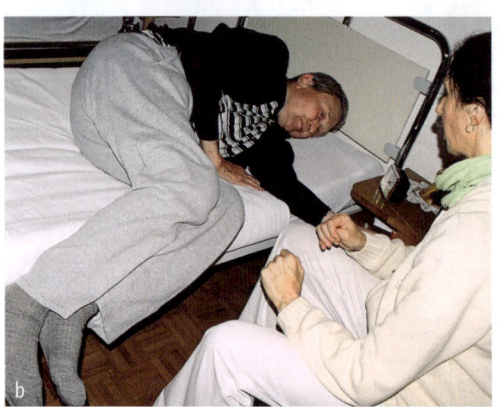

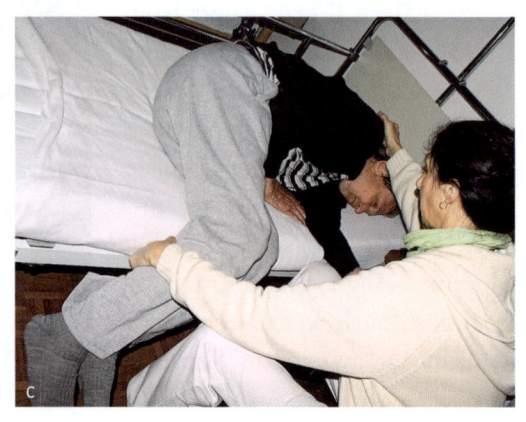

3.2 Aufsetzen im Bett und Umsetzen zum Stuhl

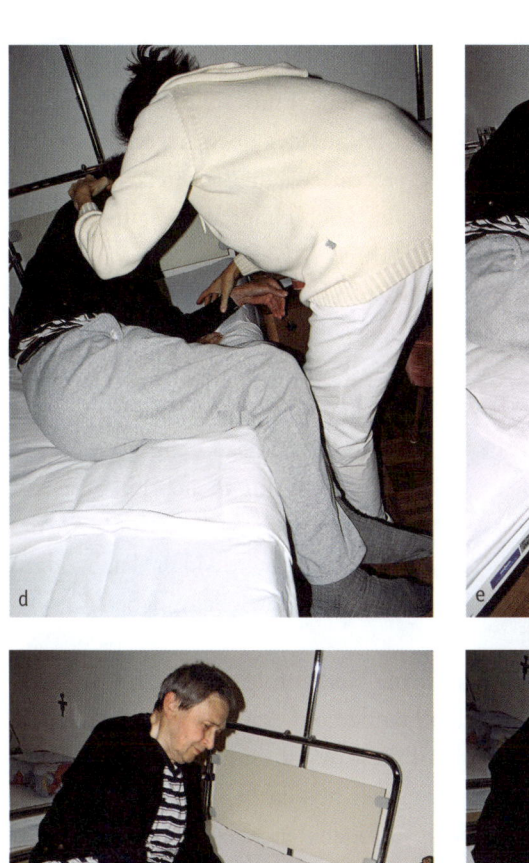

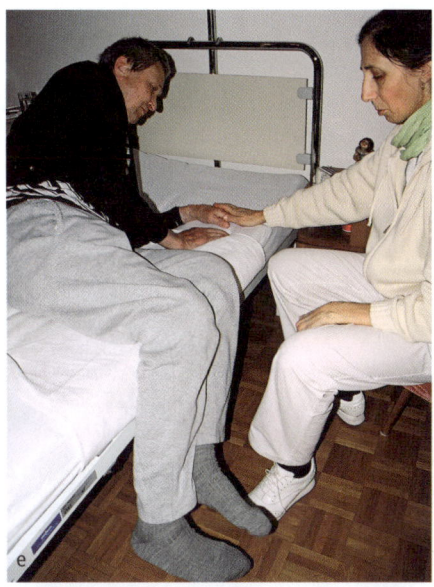

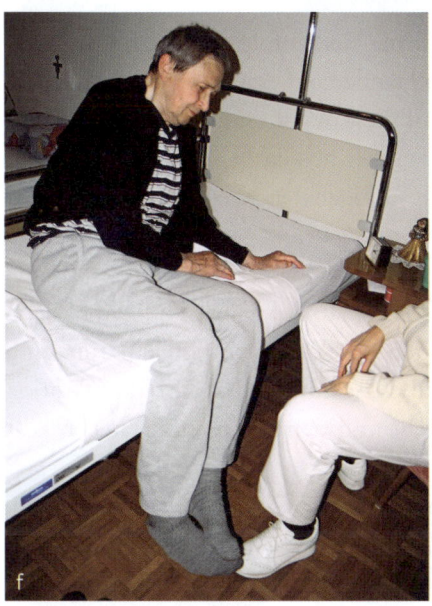

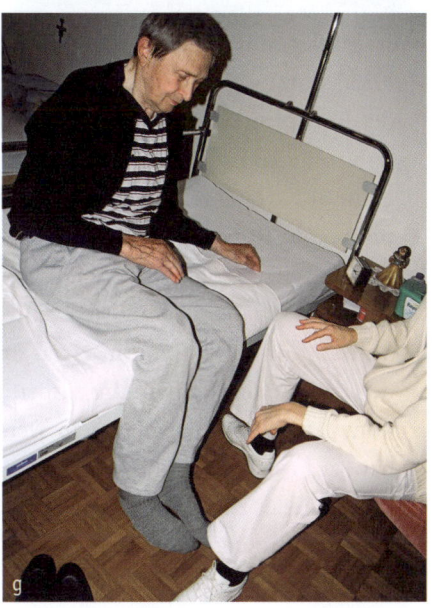

Abb. 3.13d–g

kräftigere Seite, wie dies etwa bei halbseitig gelähmten Personen der Fall ist, ist es leichter aufzusitzen, wenn die kräftigere Seite oben ist, mit der der Patient dann stützen kann.
▷ Kann der Patient überhaupt nicht mitarbeiten, wird der Therapeut nicht umhin können, mit dem Arm unterzugreifen. Wichtig ist dabei, nicht in den Nacken zu greifen, sondern sicher unter der Schulter zu stützen, dabei kann

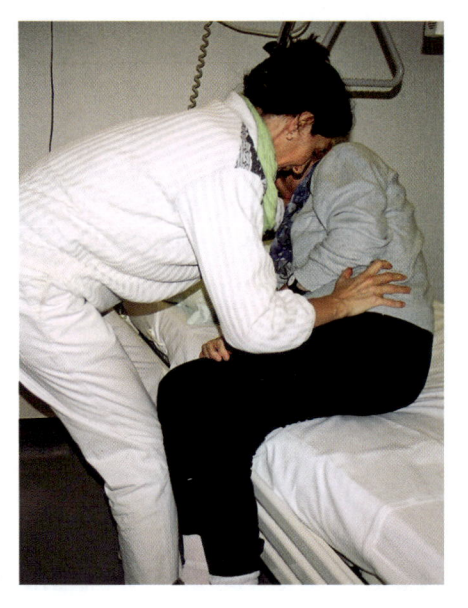

Abb. 3.14

auch noch der Kopf etwas gestützt werden. Eine zusätzliche Stimulation auf der oben liegenden Schulter oder dem Becken kann helfen, die leichte Spiralbewegung mitzuführen *(Abb 3.14).*
▷ Die Unterschenkel können dabei gleichzeitig aus dem Bett gleiten. Die Position des Betreuers sollte in Beckennähe des Patienten sein, denn das ist der Drehpunkt, und so kann man gut zu sich hin arbeiten. Steht man zu zweit in Kopfnähe des Patienten, wird man leicht dazu verleitet, Gewicht zu heben.

Beim Hinlegen wird am besten in umgekehrter Reihenfolge vorgegangen:
▷ Dazu stützt sich der Patient mit beiden Händen auf einer Körperseite ab, und der Rumpf wird langsam abgesenkt. Auf diese Weise verhindert man das unkontrollierte Fallen ins Bett. Das Stützen mit beiden Händen auf einer und dann auf der anderen Körperseite wäre übrigens auch eine gute Koordinations- und Rotationsübung.
▷ Das Aufsetzen sollte unbedingt langsam erfolgen, da der Kreislauf von älteren Personen oft nicht stabil ist. Eventuell kann man auf halber Höhe, d.h. beim Stützen auf den Unterarm etwas anhalten. Auch bei vorsichtigem Tun kann der Patient sich schwindlig fühlen, und es ist gut, in der sitzenden Position kurz innezuhalten, bevor man weitergeht und den Patienten aufstehen lässt bzw. zum Rollstuhl übersetzt.

Die verschiedenen Drehbewegungen, um vom Liegen zum Sitzen zu kommen, wirken mobilisierend und aktivierend auf den ganzen Körper, und es zahlt sich aus, sie einzeln in Betracht zu ziehen. Wird das Aufsetzen als eine en-bloc-Geste gehandhabt, geht dies vielleicht etwas schneller, aber man darf sich dann nicht wundern, wenn Patienten mit Angst und Versteifung reagieren und versuchen, sich festzukrallen.

Durchaus störend können beim Querbettsitz fix am Bett angebrachte, heruntergelassene *Bettgitter* sein, die aber leider oft nicht zu vermeiden sind. Diese Stäbe drücken unter die Knie und Unterschenkel und erschweren das Aufsetzen der Füße am Boden.

3.2 Aufsetzen im Bett und Umsetzen zum Stuhl

3.2.2 Umsetzen auf einen Stuhl

Zum *Umsetzen* auf den Rollstuhl, den Leibstuhl oder eine andere Sitzgelegenheit ist es gut, wenn der Patient zuerst stabil sitzt. Zu achten ist auf flaches, rutschfestes Schuhwerk, eventuell kann der Patient auch barfuß sein; auf Strümpfen sollte wegen der Rutschgefahr nicht aufgestanden werden. Die Bremsen am Rollstuhl sollten funktionstüchtig und selbstverständlich sollte auch das Bett gebremst sein. Auch sollte man daran denken, das Seitenteil und Fußpedal des Rollstuhles zu entfernen oder das Harnkathetersäckchen an eine geeignete Position zu hängen. Wenn möglich, sollten Bett und Stuhl ungefähr die gleiche Höhe haben. Kann die betreute Person kaum oder gar nicht mithelfen, ist es leichter, wenn man nur ein Bein stabilisiert, mit dem Eigengewicht ein Gegengewicht bildet und in halb sitzender Position zum Stuhl übersetzt; also den Patienten über ein Bein, d.h. einen Fixpunkt dreht. Dabei ist es gut, mit den eigenen Knien das Knie des Patienten links und rechts der Kniescheibe zu stützen (ein Druck direkt auf die Kniescheibe ist unangenehm bis schmerzhaft und daher zu vermeiden). Eventuell kann man das auch mit einer Hand machen. Das Knie darf während des Transfers nicht einknicken oder wegrutschen. Der Fuß muss so stabilisiert werden, dass er nicht wegrutschen kann. Damit das Bein nicht zu sehr gedreht werden muss, sollte die Ferse zuerst so weit wie möglich in Richtung Stuhl positioniert werden *(Abb. 3.15a–d)*.

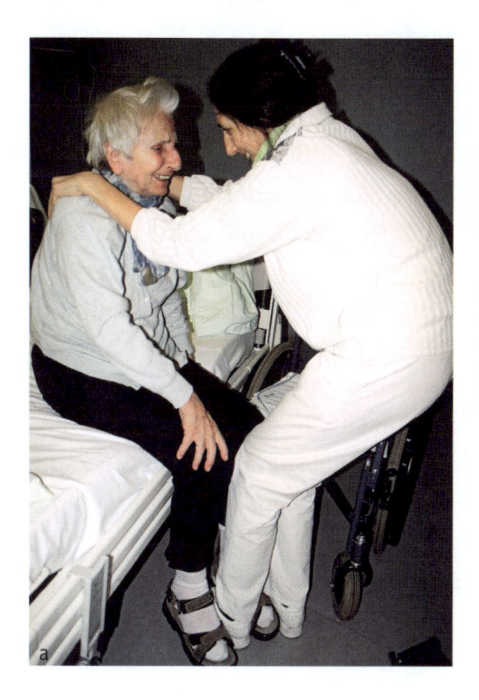

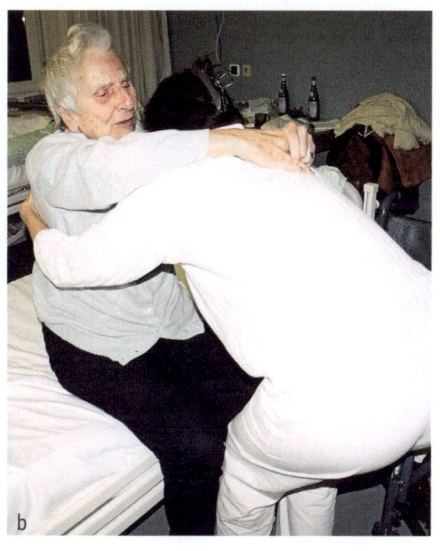

Abb. 3.15a–b

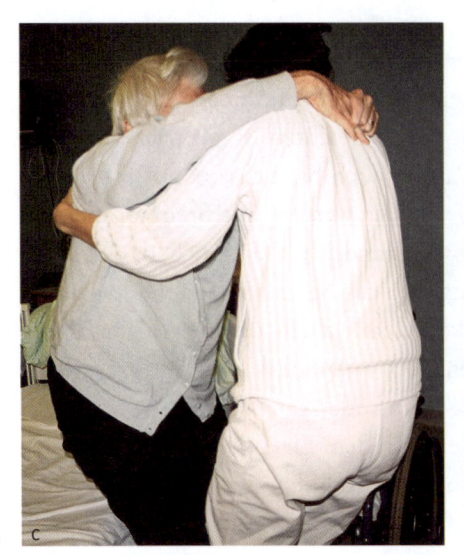

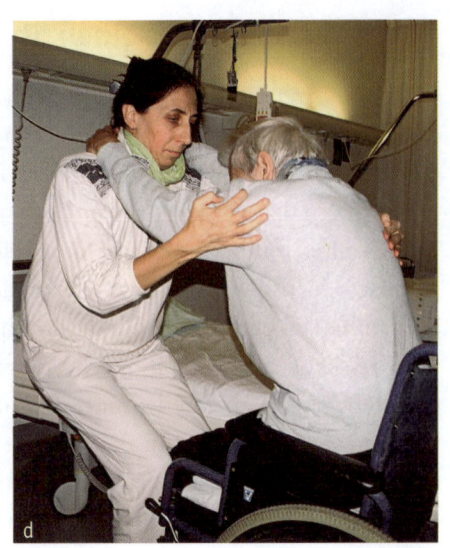

Abb. 3.15c–d

Vor dem Umsetzen muss man dafür sorgen, dass Kopf und Oberkörper des Patienten weit nach vorne kommen, damit das Gewicht sich auf die Beine verlagern kann. Eventuell muss man etwas zum Bettrand hin verlagern. Dabei ist es wichtig, das Gesäß nicht als Ganzes nach vorne zu bringen, sondern das Gewicht nach links und rechts zu verlagern und dann jeweils die freie Hälfte etwas nach vorne zu ziehen (s. Abb. 3.23a–c). Sonst kann es passieren, dass die Füße zu weit nach vorne rutschen und als Reaktion darauf wieder der Oberkörper nach hinten zieht. So hingegen können die Füße gut auf den Boden gestellt werden. Wenn man will, dass sich der Patient mit dem Oberkörper gut nach vorne traut, sollte man nicht frontal vor ihm stehen und ihm nicht den Blick verstellen. Eventuell muss der Therapeut sich so beugen, dass der Betreute die Arme über seine Schultern oder zumindest den Kopf auf die Schulter legen kann und so die Angst verliert, sich nach vorne zu beugen *(Abb. 3.15e–h)*.

Diese Art von Transfer von Sitzposition zu Sitzposition ist genauso hilfreich beim Umsetzen vom Stuhl zum WC. Dabei ist klar, dass man beim Umsetzen von schwerstbehinderten Personen höchstens einen 90°-Winkel zwischen Stuhl und Toilettenschüssel haben sollte. Zu kleine Bäder, in denen man eine 180°-Drehung machen muss, den Rollstuhl also nur frontal vor das WC stellen kann, sind für dieses Umsetzen nicht geeignet. Hingegen kann man natürlich auf einen Leibstuhl übersetzen, den man sich so hinstellen kann, wie man ihn braucht. Wichtig für diese relativ passive Art des Umsetzens ist eine annähernd ähnliche Arbeitshöhe. Ist kein Bett vorhanden, das höhenverstellbar ist, wie etwa bei der Hauspflege, sollte man überlegen, wie man gleiche Arbeitshöhen

3.2 Aufsetzen im Bett und Umsetzen zum Stuhl

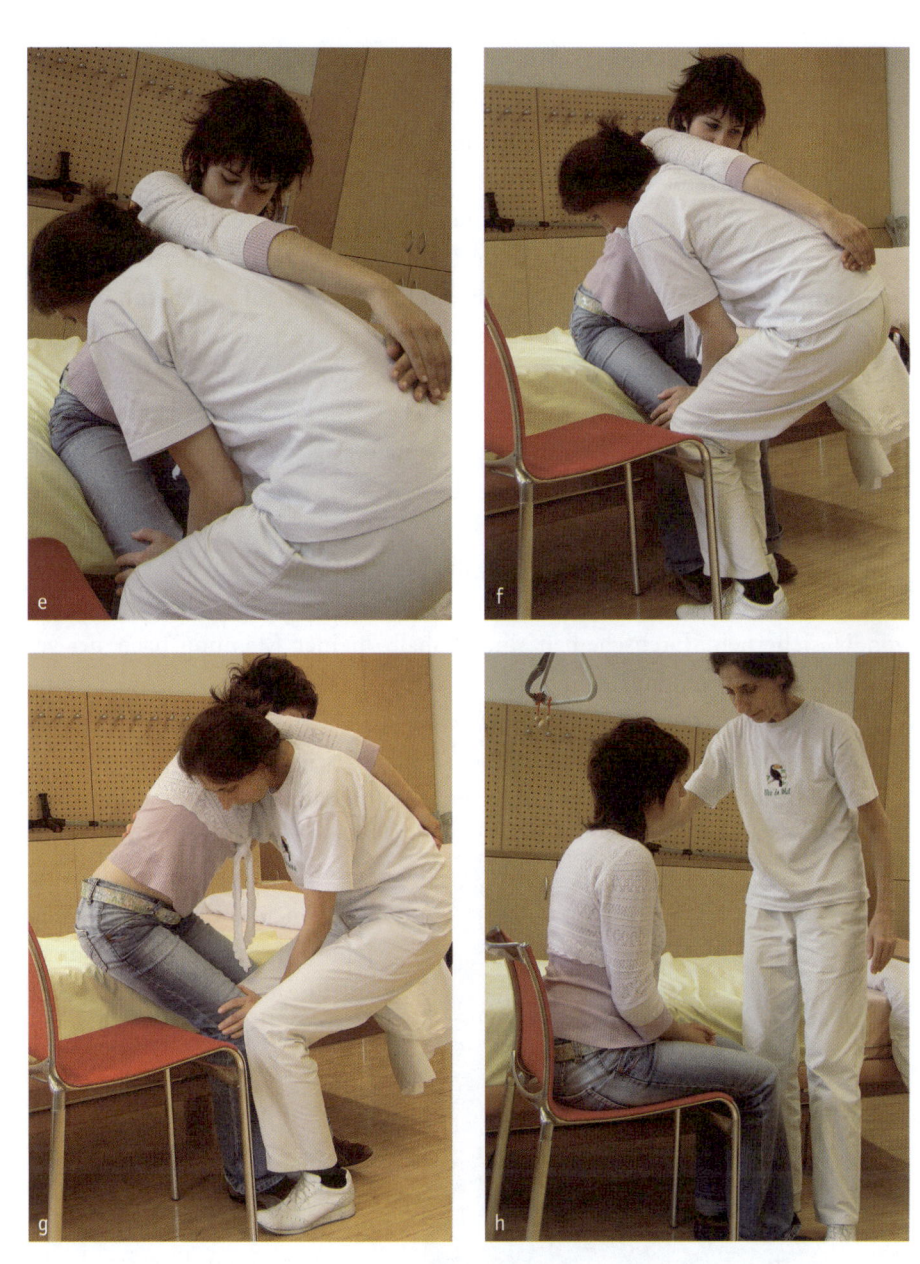

Abb. 3.15e–h

erhält: Man kann sich zum Beispiel von einem Tischler einen größeren Sockel machen lassen und den Rollstuhl auf diese Erhöhung stellen – ist das Bett zu niedrig, kann man es vielleicht mit vier Klötzen unter den Bettpfosten etwas erhöhen.

Ein in der *Kinästhetik* gebrauchter für den Patienten relativ passiver Modus zum Umsetzen ist folgender: Die Pflegeperson setzt sich im 90°-Winkel zum Patienten auf einen Stuhl oder in das Bett, wenn der Patient ins Bett verlagert werden soll. Sie legt zunächst die Beine des Patienten, eventuell auch ein Bein, auf den eigenen Schoß und hält den Patienten in einer gegenseitigen Umarmung; dann verlagert man sich in mehreren gleichzeitigen gemeinsamen Bewegungen und Gewichtsverlagerungen mit dem Patienten in die gewünschte Richtung.

Als *Hilfsmittel zum Umsetzen* gibt es im Handel Drehscheiben oder Rutschbretter. Beim Rutschbrett ist es wichtig, dass Stuhl und Bett auf annähernd gleicher Höhe sind. Über ein Rutschbrett überzusetzen, kann von Vorteil sein, wenn der Patient mit den Beinen überhaupt nicht anstehen kann, wie etwa bei einer Querschnittlähmung, mit dem Oberkörper aber relativ gut kooperieren kann. Gefragt ist eine einigermaßen gute Koordination, da man eventuell trotz Rutschvorgang während des Übersetzens das Gewicht ein paar Mal von einer Beckenhälfte auf die andere verlagern muss.

Bei den Drehscheiben ist es schwierig, die Füße und Beine gut zu stabilisieren, und die mobile Unterstützungsfläche gibt älteren Menschen eher ein Gefühl von Unsicherheit. Drehscheiben sind deshalb meiner Meinung nach bei geriatrischen Patienten nur sehr begrenzt einsetzbar. Eine interessante Lösung ist hingegen die Transferhilfe aus *Abbildung 3.16a*. Hier ist eine Drehscheibe mit einer verstellbaren Achse und einem Auflagetischchen gekoppelt. Dies ist zwar eine relativ passive Art des Umsetzens und nicht sehr aktivierend. Aber der Patient verliert so die Angst, mit dem Oberkörper weit nach vorne zu kommen und kann etwas Gewicht auf den Beinen spüren. Der Pflegende oder Therapeut muss bei diesem Modus nur die Achse nach vorne ziehen, drehen und natürlich darauf achten, dass der Patient stabil am Auflagetisch liegt *(Abb. 3.16b–e)*.

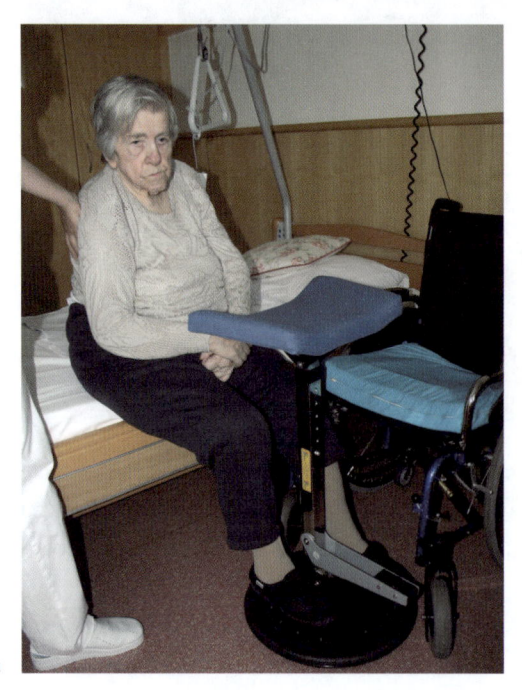

Im Allgemeinen arbeitet man bei den allermeisten Transfers leichter alleine, da man besser koordinieren kann und besser spürt, wie der Patient sein Gewicht verlagert. Dies gilt besonders auch beim Umsetzen vom Bett zum Stuhl. Ist eine zweite Kraft anwe-

Abb. 3.16a

3.2 Aufsetzen im Bett und Umsetzen zum Stuhl

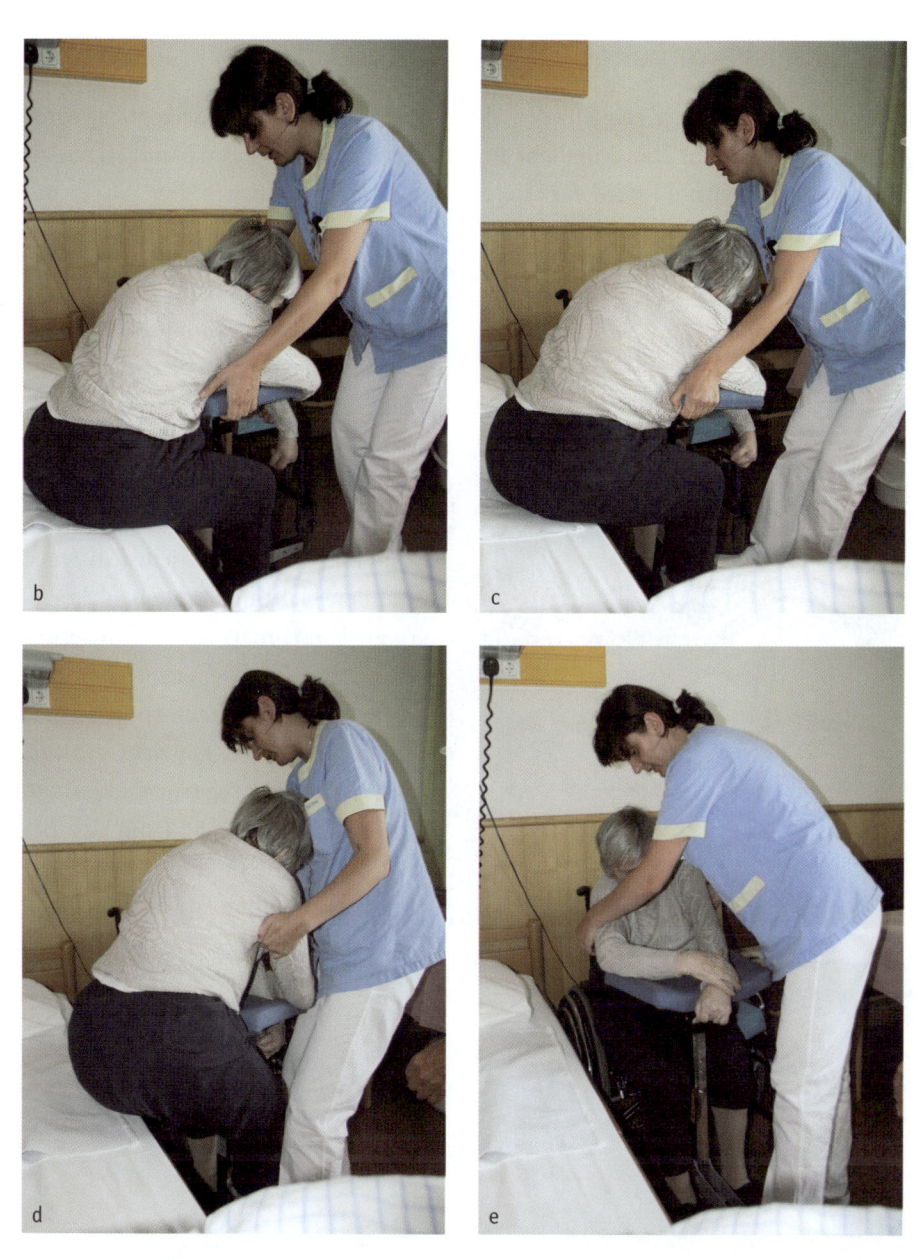

Abb. 3.16b–e

send, kann sie assistieren: etwa sich hinter dem Rollstuhl stehend sicherstellen, dass dieser nicht verrutscht und eventuell helfen, das Becken des Patienten zu drehen, damit es gut im Stuhl nach hinten rutscht. Absolut vermieden werden sollte, links und rechts unter die Arme zu greifen und mit Hau-Ruck-Aktionen die Person umzusetzen wie in Abbildung 2.31b!

3.2.3 Umsetzvarianten

Für die Patientin in der Sequenz der Abbildung 3.19, die zu Hause gepflegt wird, ist ihr Schaukelstuhl eine Möglichkeit, um für längere Zeit entspannt sitzen zu können: Der Rollstuhl wird für die Fortbewegung gebraucht. Hier gilt es besonders darauf zu achten, dass die Füße nicht verrutschen und dass man ein gutes Gegengewicht bilden kann, um zum Rollstuhl zu drehen *(Abb. 3.17a–c)*.

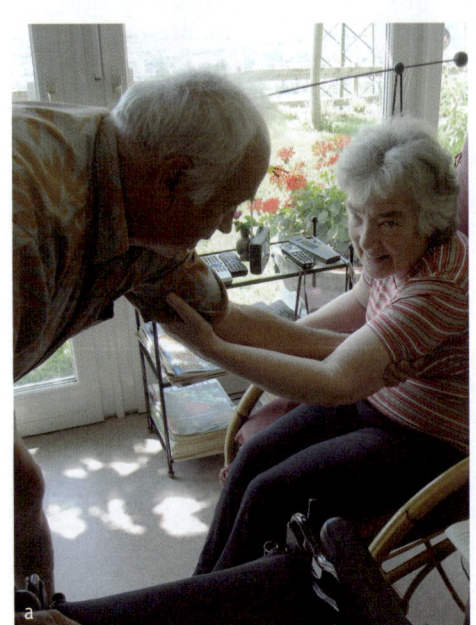

Allgemein ist während der Gewichtsverlagerung besonders auf das Verrutschen der Füße zu achten. Am einfachsten verhindert man dies durch die Position der eigenen Füße. Man muss allerdings dabei darauf achten, selbst in einer stabilen Haltung zu bleiben. Eventuell kann man auch mit einer Hand ein Knie sichern und so den Druck auf den Boden spürbar machen. Sobald das Gewicht gut auf den Füßen ist, verrutschen diese nicht mehr, und man kann sich bei Bedarf auf die Stellung von Knien und Becken konzentrieren.

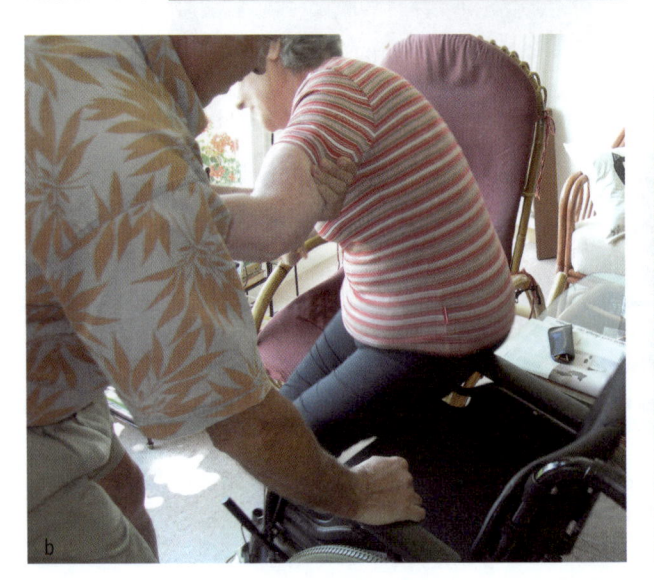

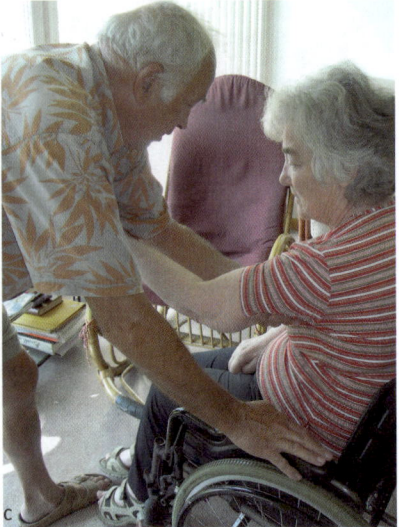

Abb. 3.17a–c

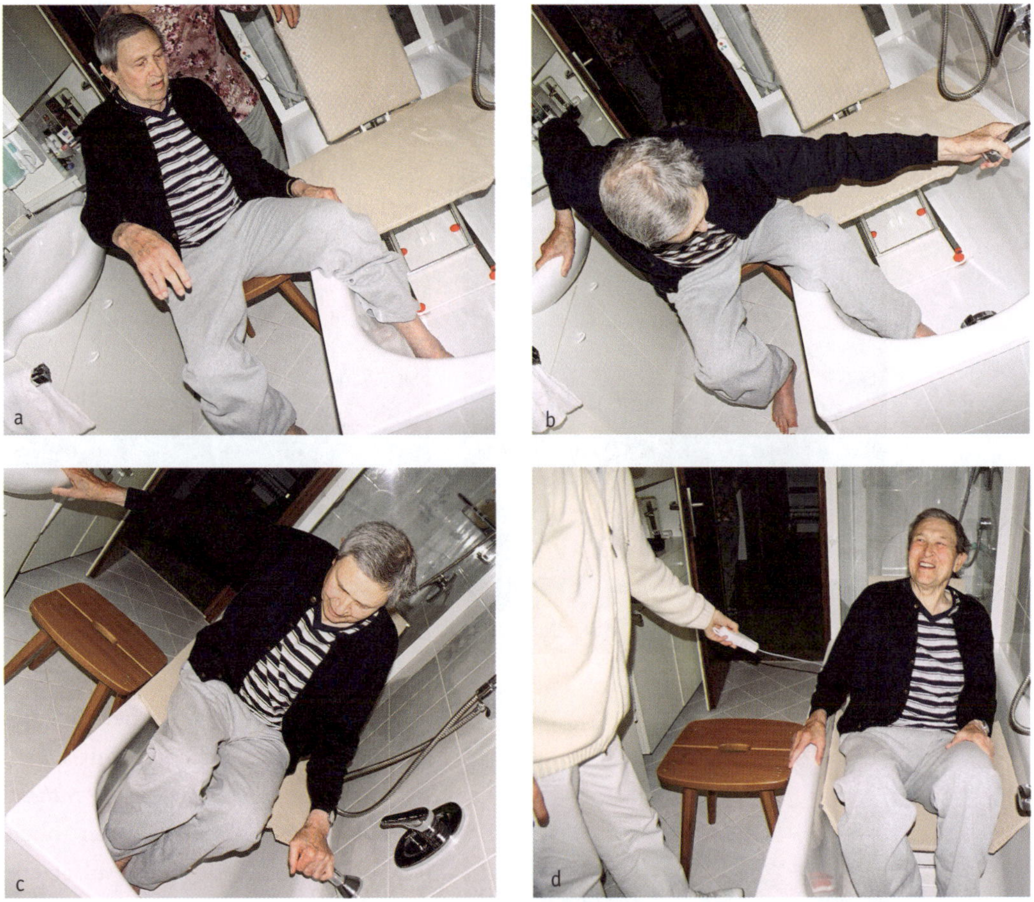

3.2 Aufsetzen im Bett und Umsetzen zum Stuhl

Abb. 3.18a–d

Unser Patient zeigt uns hier noch eine andere Variante: ein Umsetzen vom Stuhl auf einen Badewannensitz *(Abb. 3.18a–d)*. In diesem Fall wird ein Bein vorausgestellt und eben mit einem Arm übergegriffen. Achtung, im Bad ist besonders auf Rutschgefahr zu achten!

Beim Übersetzen auf den Stuhl kann es hilfreich sein, wenn der Patient auf die Stuhllehne übergreift, aber nur, wenn er sich auch koordiniert zum Stuhl hinziehen und halten kann. Wenn er krampfhaft abstützt oder zieht, ist es besser, er legt die Arme auf unsere Schultern, um zu verhindern, dass er sich irgendwo festkrallt. Viele solche Reaktionen sind Angstreaktionen und können durch ein gutes Handling langsam reduziert werden. Ist der Patient etwas selbstständiger und gut koordiniert, kann er das Gewicht kurz auf ein Bein verlagern und sich mit wenig Hilfe umsetzen.

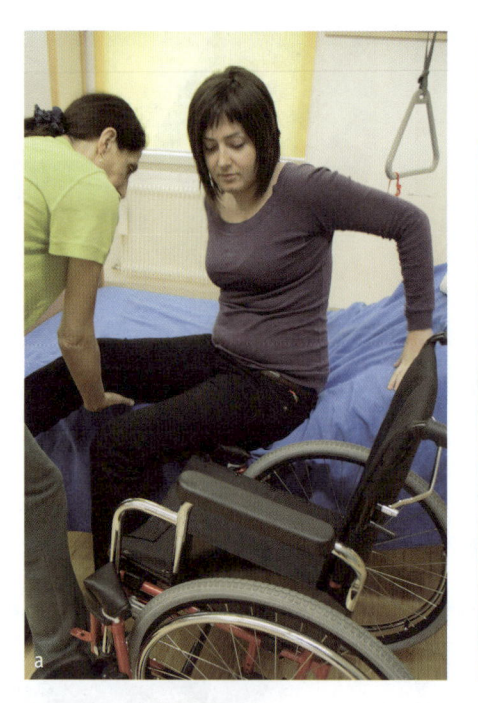

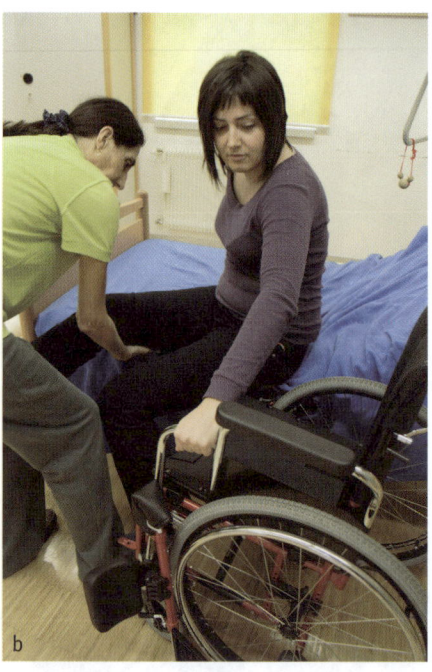

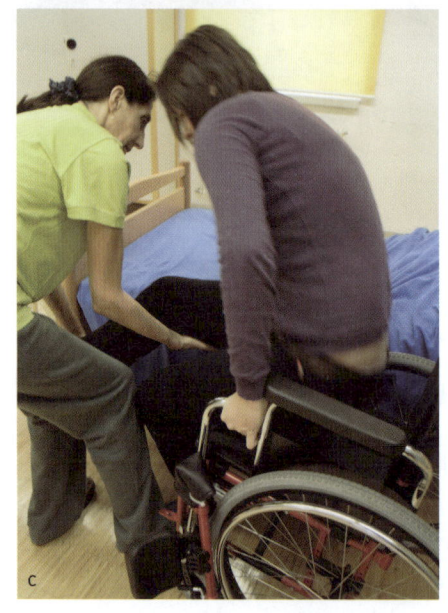

Abb. 3.19a–c

Gut und koordiniert mithelfen können oft operierte Patienten mit *Oberschenkelhalsbruch oder Hüftprothese*. Hier können wir den weiter oben beschriebenen Modus des Aufsetzens nicht verwenden, da diese Patienten im Becken zunächst keine Drehbewegungen machen können. In diesem Fall können sie in Rückenlage zum Bettrand des gesunden Beines verlagert werden. Der Rumpf kann durch Hochstellen des Kopfteiles oder eventuell auch durch Zuhilfenahme des Bettbügels bzw. rückwärtiges Abstützen der Arme aufgerichtet werden. Die Pflegekraft kann dann das operierte Bein halten, während der Patient mit dem gesunden Bein ansteht und über dieses zum Stuhl übersetzt *(Abb. 3.19a–c)*.

3.2.4 Ins-Bett-Setzen

Beim *Ins-Bett-Setzen* kann eine zweite Person den Rollstuhl wegstellen und eventuell unter einem Oberschenkel untergreifen und eine Gesäßhälfte ins Bett zurückschieben, damit man den Patienten gut aufs Bett setzen kann *(Abb. 3.20a–c)*. Dies kann besonders hilfreich sein, wenn ein leichter Höhenunterschied zu überwinden ist, wie oft bei einer Antidekubitusmatratze. Beim Zurück-Ins-Bett-Setzen kommt es in der Praxis schon vor, dass man den Patienten nicht optimal auf das Bett bringt, damit dieser sich durch Stützen der Arme seitlich absenken kann – vor allem, wenn das Bett eher hoch ist, bzw. die Beine des Patienten kurz sind. Es kommt auch vor, dass man den Rumpf rückwärts ins Bett senkt, während die Beine mit leichter Unterstützung ins Bett gezogen werden *(Abb. 3.21a–b)*. Man hat hier kein optimales Schritt-für-Schritt-Vorgehen, und die Mithilfemöglichkeit des Patienten hält sich in Grenzen. Aber zumindest hält man wenig Gewicht, da Rumpf und Beine des Patienten ein Gegengewicht bilden. Man kann nicht lange in einer prekären Situation an der Bettkante verweilen, Sicherheit geht vor. Im Bett muss der Patient dann wahrscheinlich noch besser in die Bettmitte gelagert werden. Ideal wäre natürlich, man könnte den Patienten durch Gewichtsverlagerung von einer Beckenhälfte zur anderen gut in den Querbettsitz zurücksetzen und von diesem seitlich absenken.

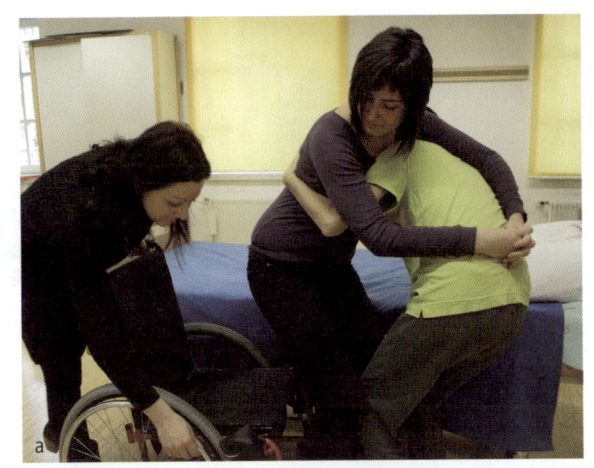

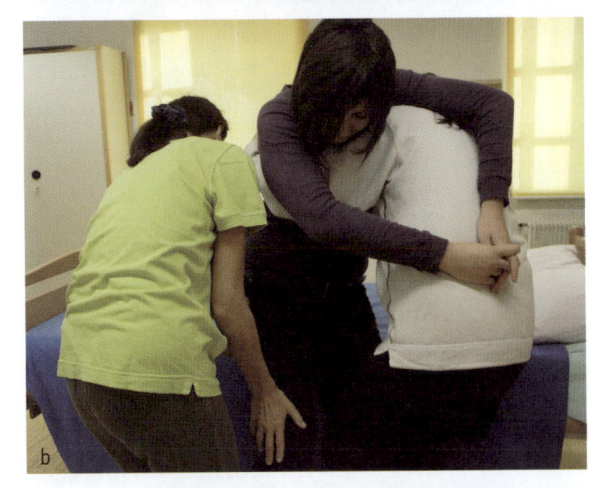

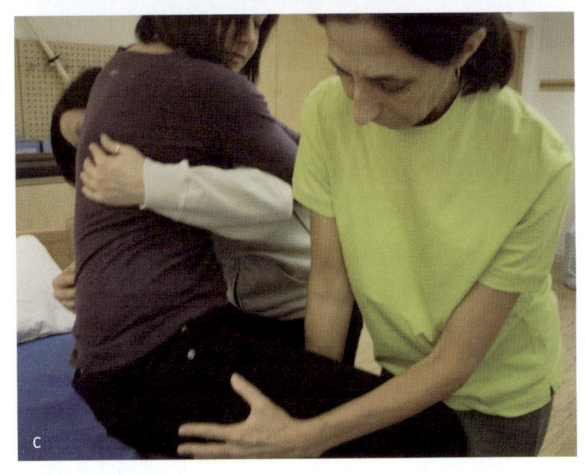

Abb. 3.20a–c

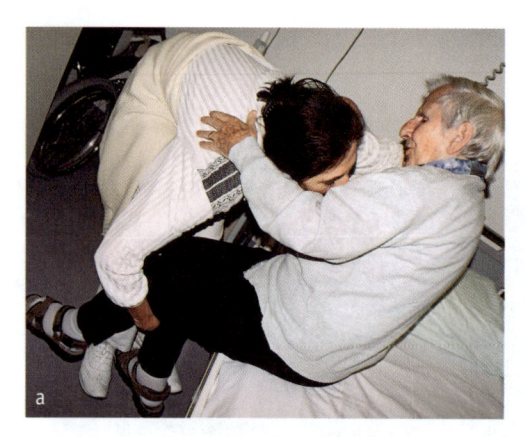

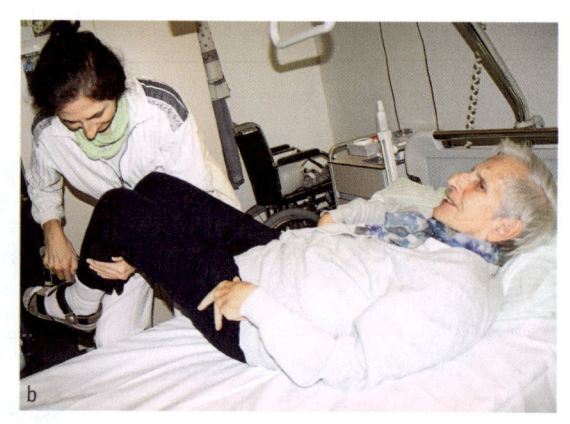

Abb. 3.21a–b

> **Beachte**
>
> Beim Umsetzen geht es wie immer darum, vorher gut zu überlegen, wie wir den Betroffenen in seiner Kompetenz unterstützen können, ohne an Sicherheit einzubüßen.

3.2.5 Aufsetzen am Beispiel einer Halbseitenlähmung

Anhand eines fiktiven Beispiels einer *Halbseitenlähmung* möchte ich nun einige der Überlegungen in den Raum stellen, mit denen sich ein Betreuer beim *Aufsetzen* eines Patienten konfrontiert sieht. Diese Überlegungen können genauso gut gelten, wenn der Betroffene, aus welchem Grund auch immer, eine schwächere oder kaum einsetzbare Extremität hat.

Grundsätzlich sollte man versuchen, die gelähmte oder schwächere Seite einzubeziehen und zu stimulieren. Andererseits muss man bemerken, welche Bewegungsabläufe relativ selbstständig und sicher möglich sind. Speziell zur Hemiplegie ist zu sagen, dass der Patient nie eine ganz gesunde und eine kranke Seite hat, sondern dass immer auch die Koordination und die Zusammenarbeit der beiden Körperhälften gestört sind[1]. Und eine nicht einsetzbare Körperhälfte oder Körperzone arbeitet nicht nur nicht mit, sondern ist auch als Masse in Betracht zu ziehen, die eventuell das Gleichgewicht stört und den anderen Teil behindert. Passive Zonen können aber aktiviert und stimuliert werden, wenn sie als Auflage- und Stützzonen eingesetzt werden. Im Einzelnen muss man jedoch wissen, inwieweit Körperzonen krankheitsbedingt belastet werden können und dürfen.

---

[1] Das Thema Hemiplegie ist in der Rehabilitation sehr komplex; dem kann in diesem Kontext nicht genügend Rechnung getragen werden.

Wichtig ist es, immer den ganzen Menschen zu sehen und auch weniger aktive Zonen in die Überlegungen einzubeziehen. Es ist gar nicht so einfach, die Aufmerksamkeit auf den ganzen Körper zu behalten und die Konzentration nicht nur auf Teile zu richten.

Theoretisch könnte sich ein halbseitig Gelähmter im Bett leichter auf die plegische Seite drehen, da er sich mit dem gesunden Arm und Bein zur betroffenen Seite hinbewegen kann. Andererseits ist besonders auf der betroffenen Seite, speziell bei linksseitigen Lähmungen, das Raumgefühl gestört, und der Patient bleibt spontan, ausgehend von der Drehung des Kopfes, zur gesunden Seite gedreht. Hier kann schon die Präsenz des Pflegers auf der plegischen Seite das Raumgefühl anregen. In diesem Fall wäre es wichtig, den Patienten zum Aufsetzen auf die betroffene Seite zu drehen. Hier kann nun der Patient auch gut mit der gesunden Hand stützen, um sich aufzurichten.

Beim Heraussetzen ist sodann zu überlegen, auf welche Seite man den Stuhl stellt. Kann der Patient kaum anstehen und sich aufrichten, wird man vielleicht eher das Gewicht über das kräftigere Bein zum Stuhl drehen. Der Betreute kann dabei vielleicht mit der gesunden Hand die betroffene Hand verschränken und die Arme über unsere Schulter legen. Kann er sich hingegen auf dem guten Bein aufrichten, kann die Pflegeperson helfen, das betroffene Bein zum Stuhl zu verstellen, und der Patient kann sich mit einer leichten Drehung hinsetzen. Man arbeitet in diesem Falle also in Richtung der betroffenen Seite.

3.3 Aufstehen und Stehen

3.3.1 Aufstehen und Hinsetzen

Kann die Patientin mit beiden Beinen etwas stehen, sollte man diese Kompetenz unbedingt unterstützen und üben und versuchen, das Gewicht auf beiden Beinen zu stabilisieren. Stabilisieren heißt in unserem Zusammenhang, in erster Linie das Gefühl von Sicherheit zu vermitteln und die Gewichtsableitung auf den Boden zu unterstützen und erfahrbar zu machen. In einigen Situationen wird es unumgänglich sein, nahe vor der Patientin zu stehen, um genügend Sicherheit zu vermitteln. Nahe an der Patientin können wir ihre Knie mit unseren stützen, gleichzeitig mit einer Hand das Becken etwas aufrichten und mit der anderen im Schulterbereich stützen *(Abb. 3.22a–b)*. Wenn irgend möglich, sollten wir aber doch darauf achten, dass das Blickfeld der Patientin frei ist. Wenn es notwendig ist, vor der Patientin zu stehen, um sicher halten und unterstützen zu können,

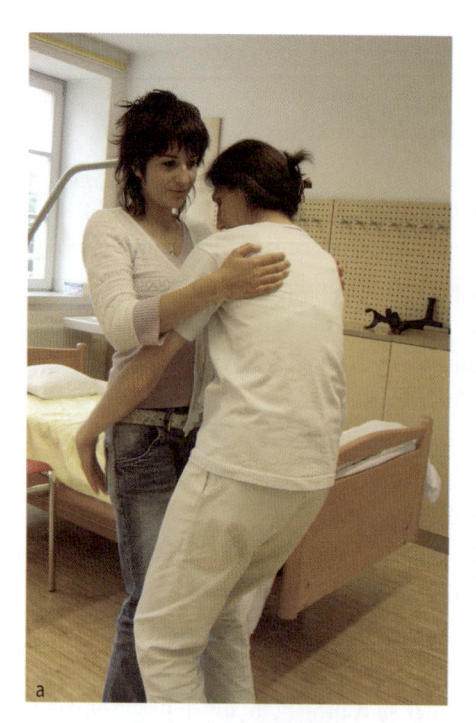

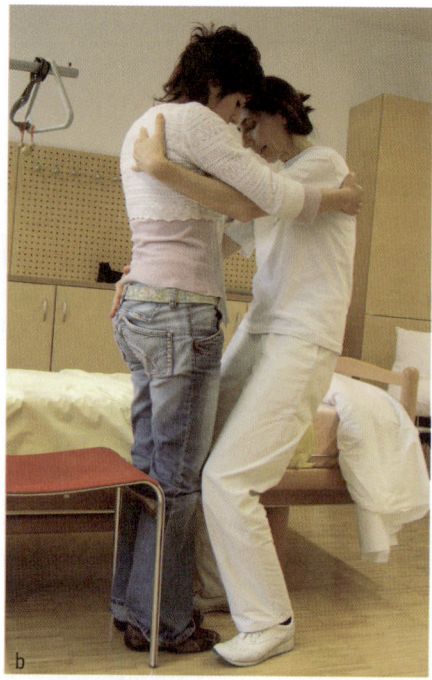

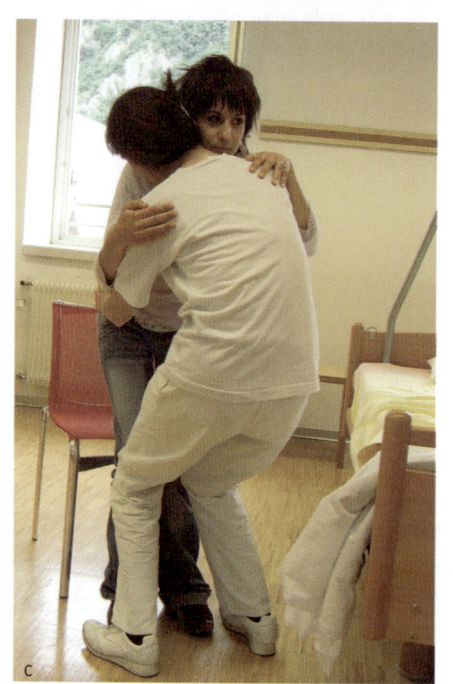

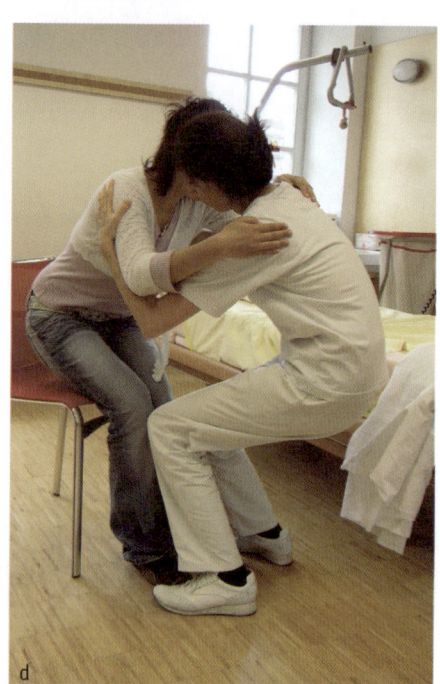

Abb. 3.22a–d

3.3 Aufstehen und Stehen

weil sie noch zu schwach ist, wäre es notwendig, zu schauen, dass zumindest ihr Blick frei nach vorne gehen kann *(Abb. 3.22c)*: etwa dadurch, dass wir in die Knie gehen und unseren Kopf etwas zur Seite neigen. So kann die Patientin mit Kopf und Rumpf nach vorne kommen, um aufzustehen. Sie kann sich, wenn möglich, mit den Armen an den Schultern oder Rücken des Therapeuten halten.

Schon beim Herausrutschen zum Bettrand ist es wichtig, Schritt für Schritt vorzugehen, damit keine Ängste entstehen. Der Oberkörper muss vorne bleiben. Drängt die Patientin aus Angst mit dem Oberkörper nach hinten, schiebt sich das Becken vor, und die Füße können wegrutschen. Man kann einem Knie der Patientin einen leichten Gegendruck geben, während man die kontralaterale Beckenhälfte zum Bettrand verlagert. So kann man sicher zuerst einen Fuß und dann erst den zweiten auf den Boden stellen. Der Oberkörper muss so weit nach vorne gebracht werden, dass das Gewicht auf den Füßen wahrgenommen werden kann *(Abb. 3.23a–d)*. Danach sollte sich die Betroffene ganz aufrichten können.

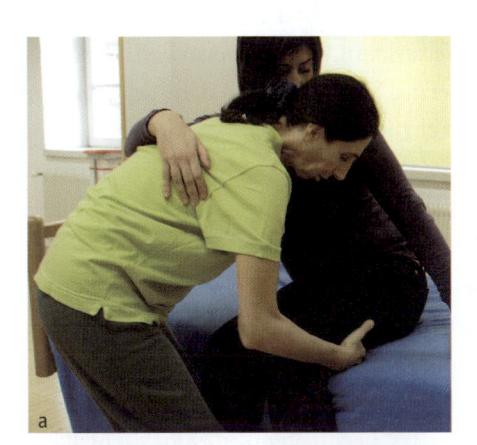

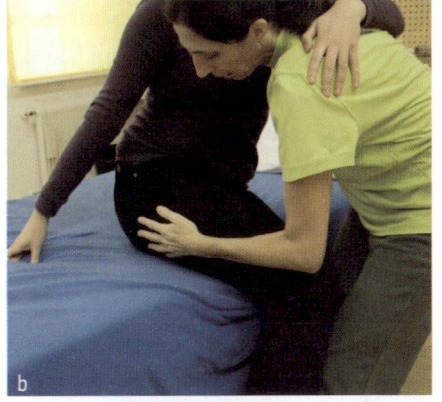

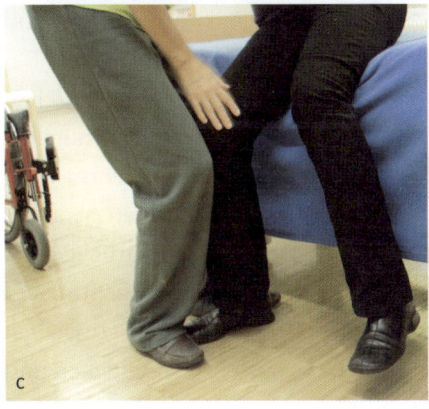

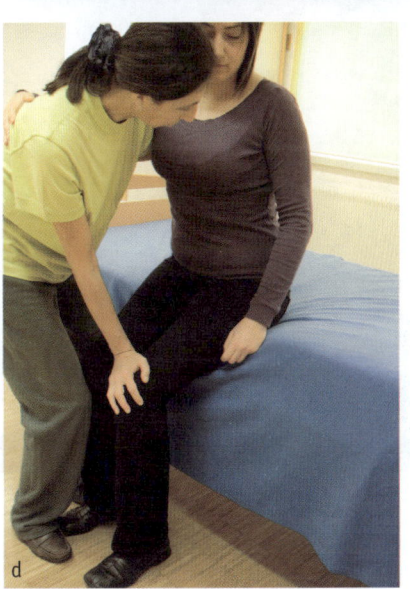

Abb. 3.23a–d

Knickt sie in den Hüftgelenken ein, kann man mit einer Hand etwas stützen. Mit der anderen Hand ist es gut, wenn man im Schulterblattbereich hält. Dies gibt ein gutes Gefühl zum Aufrichten, und die Pflegerin kann jeden Gleichgewichtsverlust sofort ausbalancieren. Die Patientin kann, so gut es geht, sich mit den Armen am Rücken der Therapeutin halten. Man muss allerdings verhindern, dass sich die Patientin an deren Nacken festklammert. In dieser gegenseitigen „Umarmung" kann eine leichte Gewichtsverlagerung von einem Bein auf das andere geübt werden. Danach kann man das Gewicht etwas mehr auf einen Fuß verlagern. Der frei werdende Fuß wird dann Richtung Stuhl verstellt, und mit einer kleinen Drehung kann sich die Patientin setzen. Eventuell können auch ein paar kleine Schritte mit jeweiliger Gewichtsverlagerung nach links und rechts gemacht werden. Im Idealfall schaut diese Art der gemeinsamen Fortbewegung wie ein langsamer Tanz aus.

Beim Hinsetzen ist es wichtig, darauf zu achten, dass der Kopf weit nach vorne gebeugt wird, damit das Gesäß langsam und kontrolliert nach hinten abgesetzt werden kann *(Abb. 3.22d)*. Auf diese Weise kann man sicherstellen, dass das Gesäß wirklich ganz hinten am Stuhl aufsetzt. Dies ist wichtig, damit die Patientin gerade sitzt. Sitzt sie nicht ganz aufrecht im Stuhl, d.h. wirklich mit dem Gesäß in Kontakt mit der Lehne, schiebt das Gewicht des Oberkörpers nach unten und vor, die Patientin kommt tendenziell in eine Liegestuhlposition und rutscht auf dem Stuhl nach vorne *(Abb. 3.24a)*. Kopf und Schultern drücken nach hinten, die Füße rutschen nach vorne und stehen nicht mit der ganzen Fußsohle auf. Diese Position wirkt versteifend, und die Betroffene kann sich kaum rühren. Zum besseren Aufsetzen muss man den Rumpf nach vorne beugen, eventuell an Kopf oder Schulter nachhelfend, das Gewicht nach links und rechts verschieben und dann abwechselnd mit einer Beckenhälfte nach hinten rutschen *(Abb. 3.24b–e)*. Es kann nützlich sein, wenn sich die Patientin nach vorne beugt und kurz etwas steht, damit das Becken gut zurückgesetzt werden kann. Die Therapeutin oder Pflegeperson kann auch zusätzlich ihre Füße nach hinten schieben und blockieren und jeweils bei einem Knie etwas Gegendruck geben. Ab-

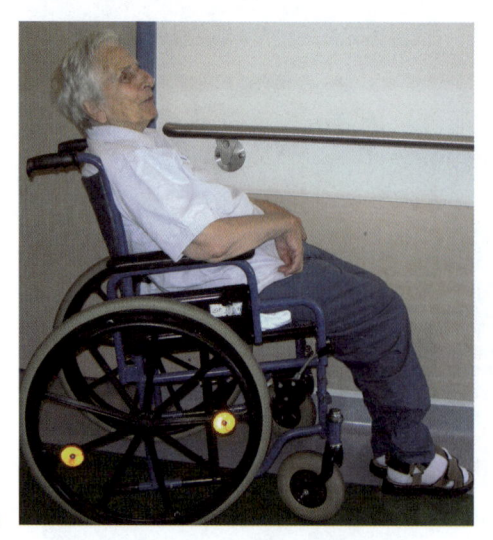

Abb. 3.24a

3.3 Aufstehen und Stehen

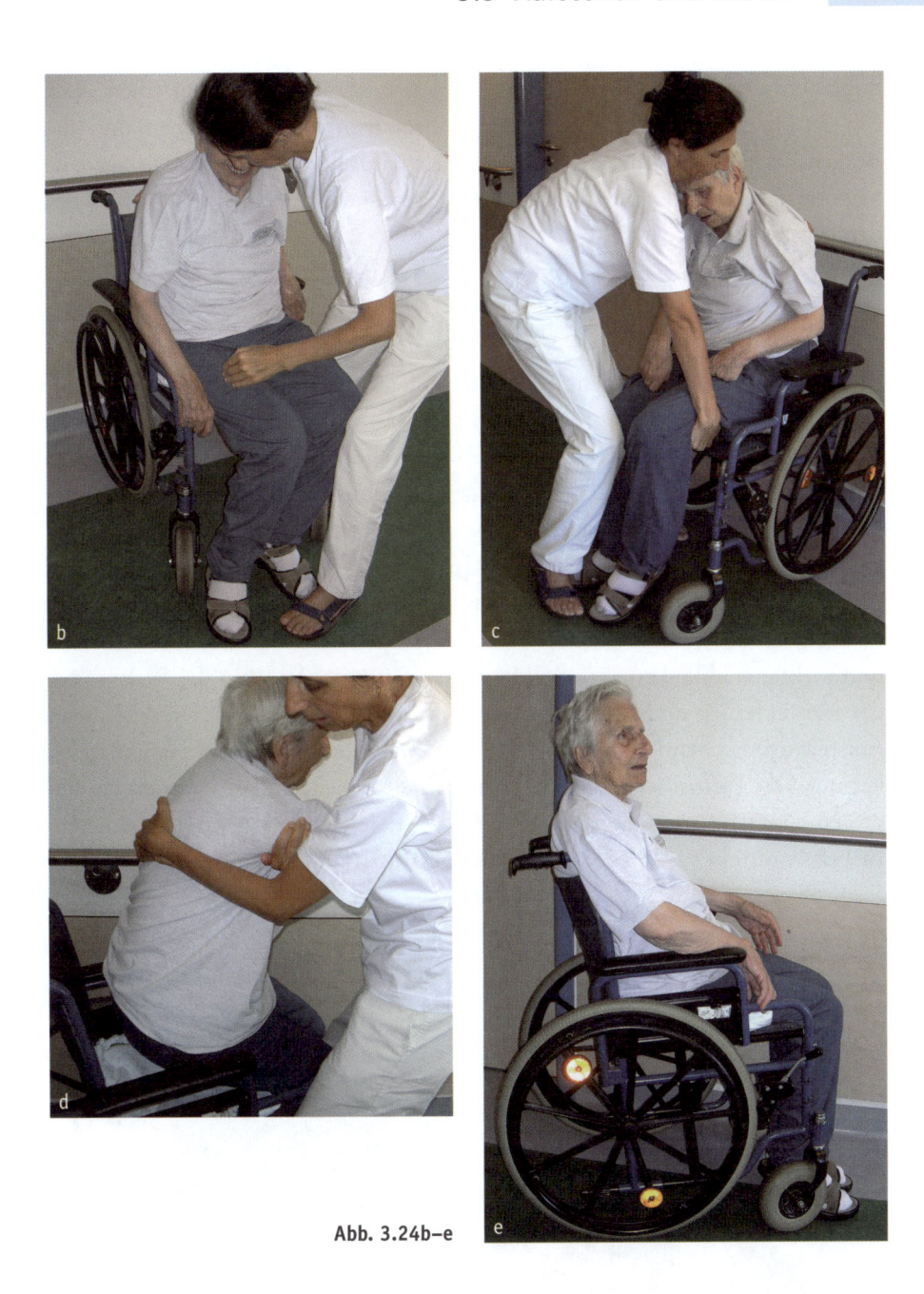

Abb. 3.24b–e

solut zu vermeiden sind Hauruckaktionen, indem man unter den Schultern hochhebt wie in Abbildung 2.31b.

Das Vorbeugen des Rumpfes kann auch mittels eines Tisches gefördert werden, über den die Patientin sich gut beugen kann. Gleichzeitig kann man auf Schulterblatthöhe ein kleines Kissen positionieren. Ist die Patientin über einen Tisch gebeugt, kann die Pflegeperson auch hinter dem Rollstuhl stehen und das Becken bei Bedarf zurückziehen: Auch hier wird das Gewicht jeweils auf eine Seite verlagert, mit der Hand unter die frei werdende Beckenhälfte gegriffen und zurückgezogen.

3.3.2 Selbstständiges Aufstehen

Wenn Menschen nicht mehr alleine aufstehen können, haben sie beim Aufstehen und Hinsetzen meistens Angst, sich weit mit dem Kopf nach vorne zu beugen. So bleibt der Schwerpunkt in Gesäßhöhe, und jeder Transfer wird schwierig, Übergänge werden ruckartig und somit unsicher. Der Oberkörper muss ziemlich weit nach vorne gebeugt werden, wenn der Schwerpunkt vom Gesäß auf die Füße kommen soll. Dies ist oft mit großer Unsicherheit und auch Angst, nach vorne zu fallen, verbunden. Diese Angst sollte in der pflegerischen und therapeutischen Interaktion langsam vermindert werden. Eine einfache und wirksame Hilfe kann ein Stuhl vor dem Bett sein. So kann der Patient wieder stützen lernen und langsam wieder sein Gleichgewicht erfahren, sei es beim Aufstehen oder beim Hinsetzen *(Abb. 3.25a–e)*. So wird auch das Umsetzen leichter. Der Patient lernt zu stützen anstatt zu ziehen, und er kann durch dieses teilweise Abstützen die Kraft in seinen Beinen kennenlernen und trainieren. Er bekommt ein Gefühl für sein Gleichgewicht und kann sich dann langsam

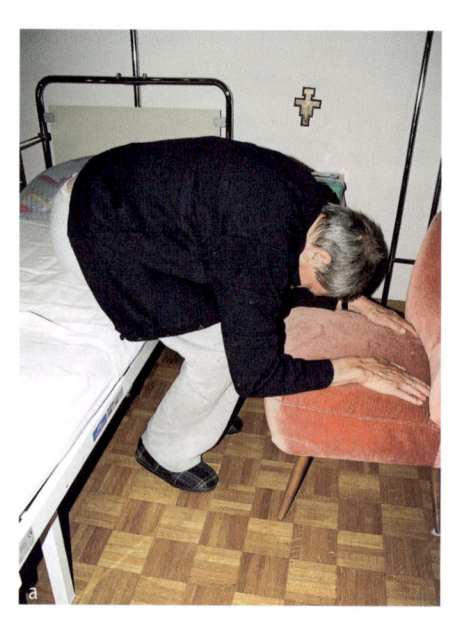

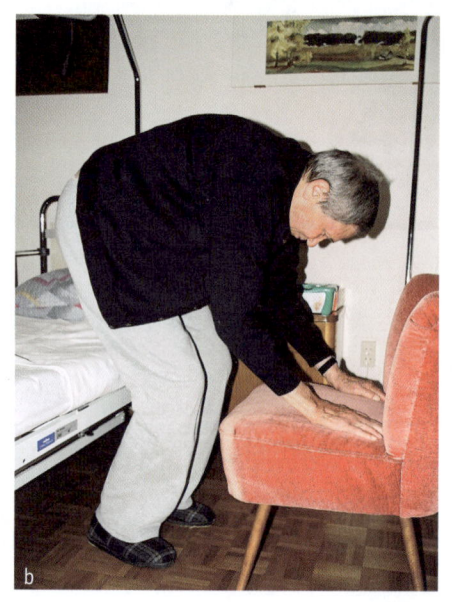

Abb. 3.25a–b

3.3 Aufstehen und Stehen

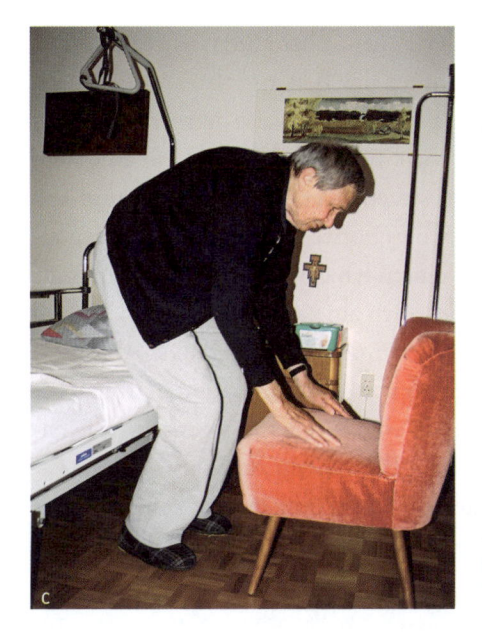

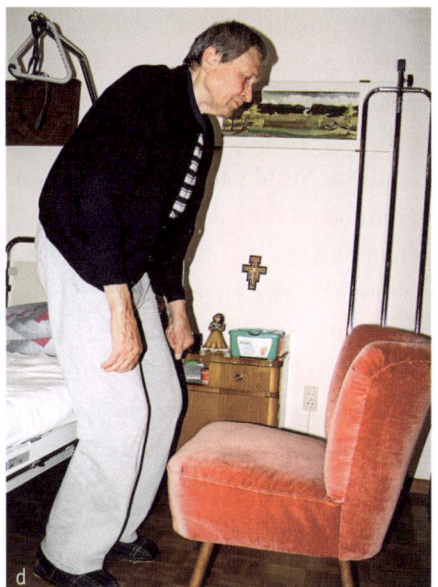

aufrichten. Wichtig ist es, die Knie möglichst ganz durchzustrecken, da ein Stehen und Gehen mit gebeugten Beinen viel anstrengender ist.

Eine asymmetrische Position der Füße, also ein Fuß etwas weiter vorne und einer etwas hinten, mit Druck auf dem Fußballen, kann beim Aufstehen etwas weniger anstrengend sein und kann eine Drehbewegung zum Umsetzen oder Gehen erleichtern. Allerdings gibt dies dann im Stehen weniger Gleichgewicht.

Wenn möglich, sollte man das Autonomiegefühl und auch das Raumgefühl der Patienten frühzeitig dadurch unterstützen, dass man Situationen herbeiführt, in denen sie eigenständig aufstehen und stehen können. Noch leichter geht das Aufstehen, wenn sich die Patientin auch etwas festhalten und ziehen kann, wie zum Beispiel unter Zuhilfenahme des Bettgestänges. Hier ist wichtig zu beachten, dass der Stuhl einen relativ großen Abstand zum Bettrand hat, sodass sich der Betroffene weit nach vorne neigen muss. Das Bett sollte so

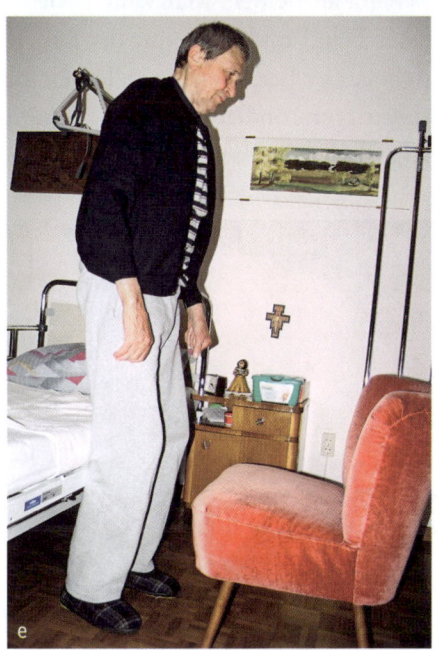

Abb. 3.25c–e

tief wie möglich gestellt werden, damit der Patient eher stützt als zieht. Sonst kann es passieren, dass die Füße zu weit unter das Bett rutschen und das Gewicht nicht korrekt übernehmen können. Auf diese Weise lernt der Patient auch, sich beim Hinsetzen wieder ganz nach vorne zu beugen und mit dem Gesäß im Stuhl ganz weit nach hinten zu setzen. Der Betreuer kann und soll dann überall dort sichern und mithelfen, wo es notwendig ist: etwa mit den eigenen Füßen die Fußstellung sichern, mit einem Knie oder einer Hand ein Knie sichern, das Vorbeugen an der Schulter oder auch am Kopf unterstützen und im Stand dann eventuell die Beckenstellung fixieren *(Abb. 3.26a–f)*. Diese Position kann sehr nützlich sein, wenn man Patienten vom Rollstuhl auf den Toilettenstuhl setzen möchte oder auch um im Stehen eine Windel zu wechseln. Gleichzeitig hat man eine gute Übung gemacht. In dieser Position fühlt sich der Patient sicher, weil er weiß, dass er sich jederzeit hinsetzen kann. Er kann sich mit Ruhe an seine Kraftreserven herantasten. Er spürt, wie das Gewicht gut auf den ganzen Fuß verteilt werden kann, und kann die Knie bestmöglich strecken und sich gut aufrichten. Man kann gezielt am Gleichgewicht arbeiten und zuerst mit einer Hand und dann mit der anderen loslassen, um auch kurz freihändig zu stehen. Der Betroffene kann lernen, das Gewicht von einem Bein auf das andere zu verlagern und auch, vorbereitend für das Gehen, kurz ein Bein abwechselnd vom Boden zu lösen.

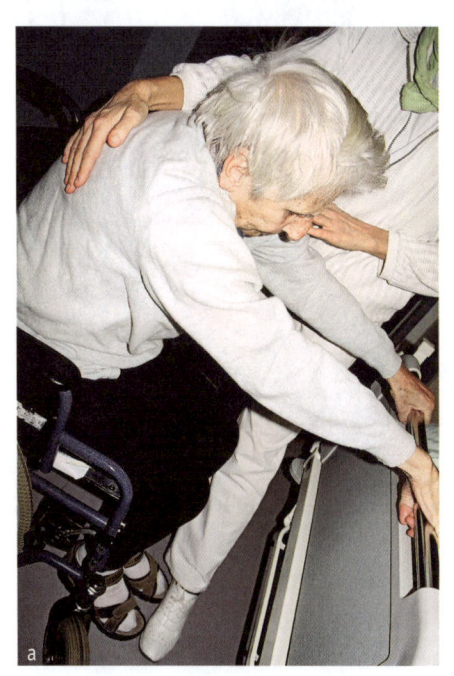

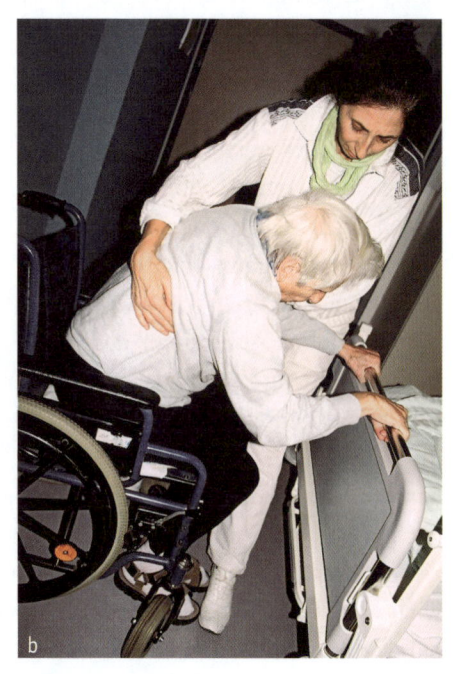

Abb. 3.26a–b

3.3 Aufstehen und Stehen

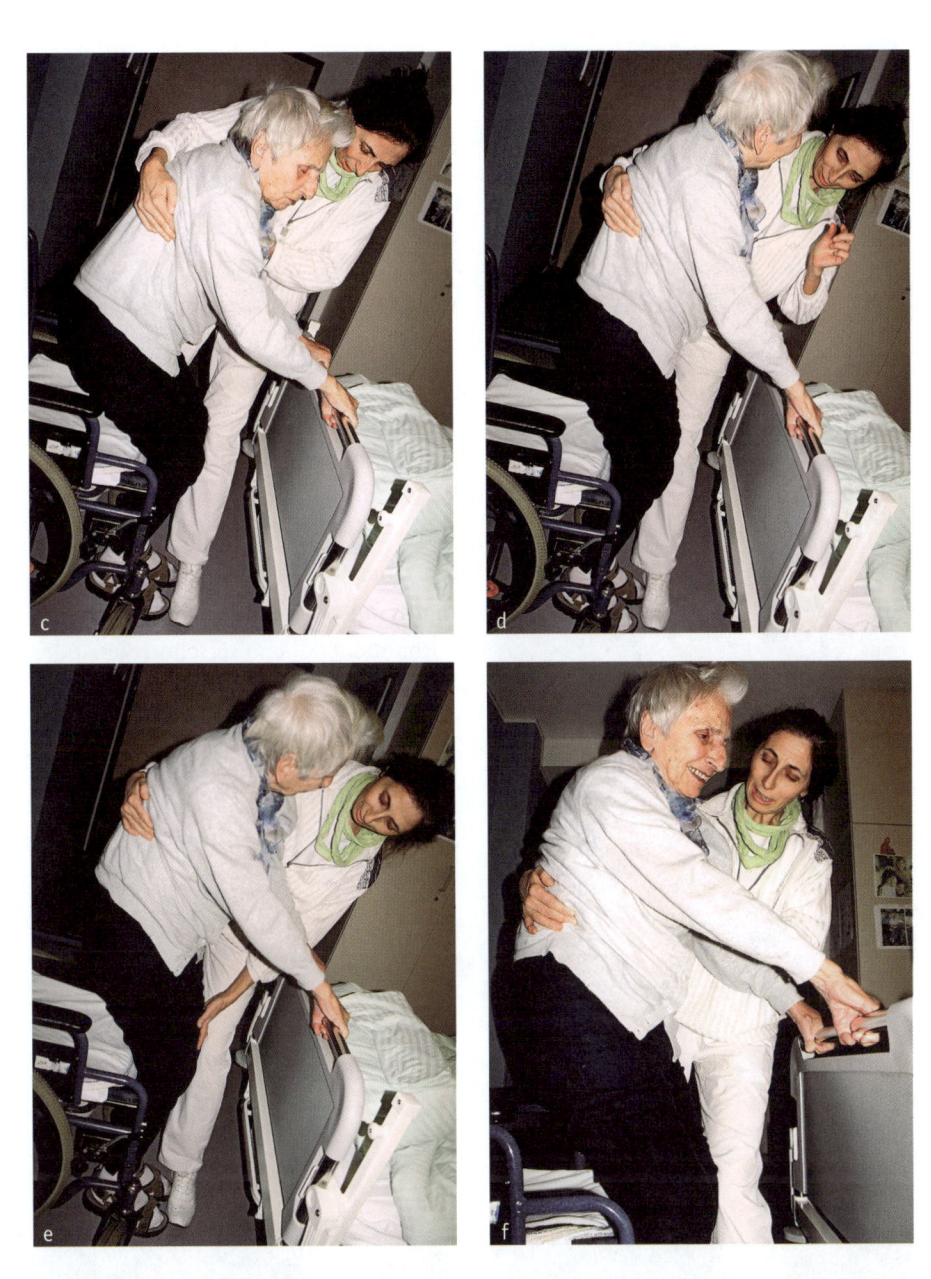

Abb. 3.26c–f

Ähnlich, aber mit Hilfe nur einer Hand, kann man am Handlauf im Korridor aufstehen *(Abb. 3.27a–c)*. Auch hier sollte die betreute Person weit mit einem Arm nach vorne greifen. Die Therapeutin kann auch hier beim Vorbeugen etwas nachhelfen, eventuell im Schulterbereich stützen oder die freie Hand nach vorne führen oder ihr Halt geben. Sie muss darauf achten, dass die Füße nicht wegrutschen und diese eventuell auch weiter zurückschieben. Sie kann ein Knie stützen oder die Beckenstellung sichern. Beim Vorbeugen darf man zwar nicht in den Nacken greifen, aber man kann am Hinterkopf oder an den Schultern das Vorbeugen unterstützen. Dabei erhält der Patient ein Maß, wie weit er sich in der Beugung nach vorne trauen kann. Ist wenig Kraft in den Beinen, kann man auch tief unter eine Schulter greifen, um aufzuhelfen, aber immer sollte das Gewicht in Richtung Füße verlagert und nicht gerade nach oben gezogen werden. Auf keinen Fall sollte man am Oberarm ziehen. Besondere Aufmerksamkeit gilt Patienten mit bereits vorhandenen Schulterschmerzen oder Lähmungen.

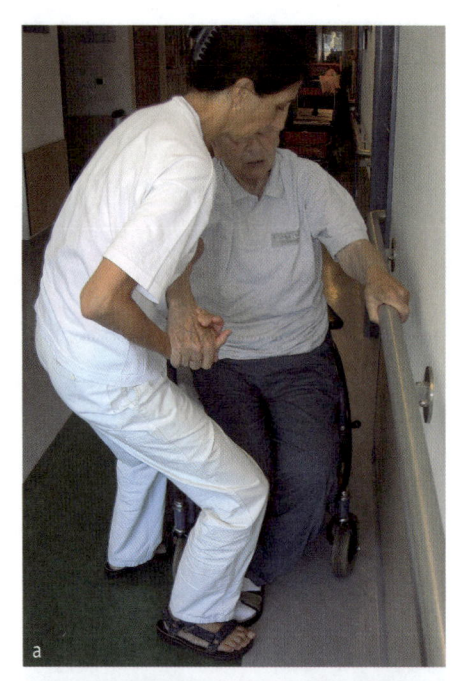

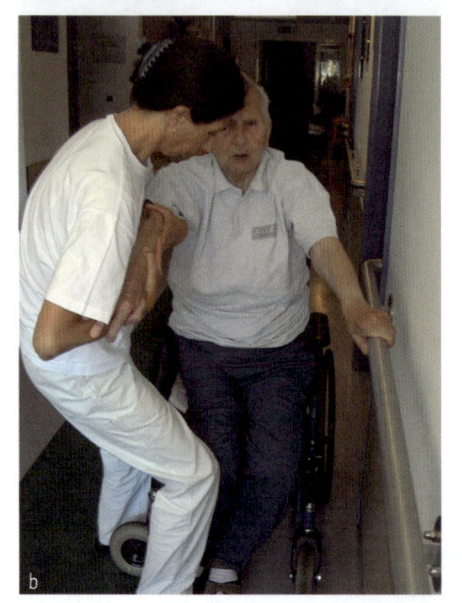

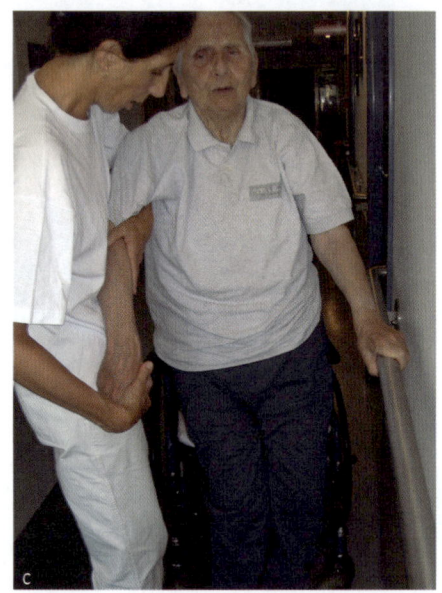

Abb. 3.27a–c

An einem Handlauf im Korridor lassen sich gut erste Gehversuche machen *(Abb. 3.28a–d)*. Man kann zunächst mit einer Hand den Einsatz von Stock oder Krücke üben bzw. das Stützen auf die Hand oder den Unterarm des Betreuers.

3.3 Aufstehen und Stehen 133

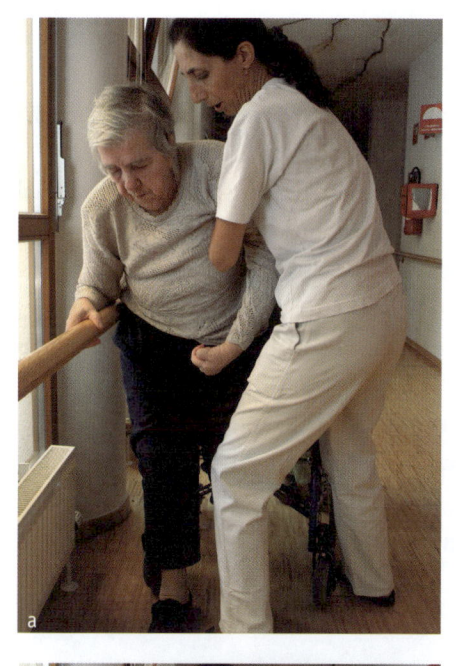

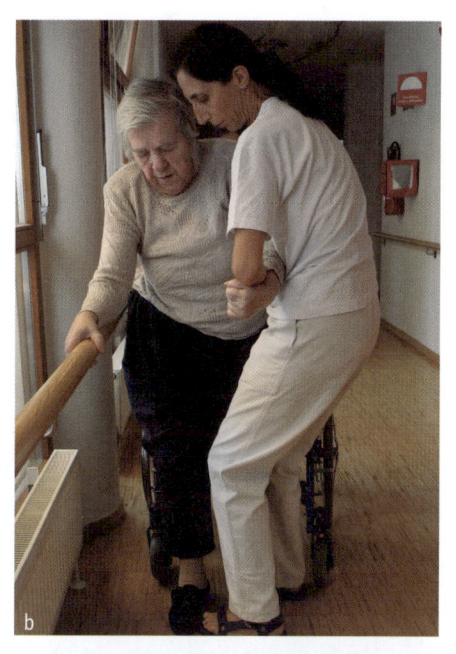

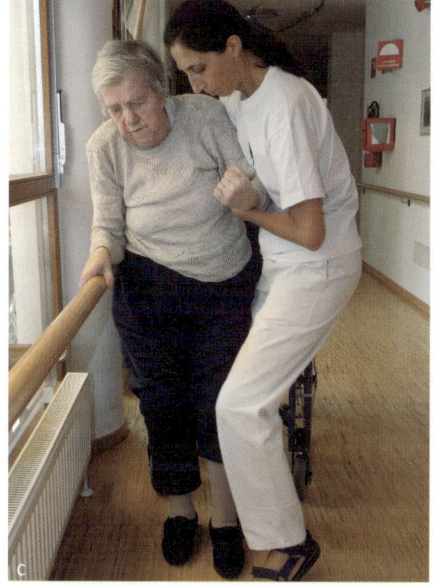

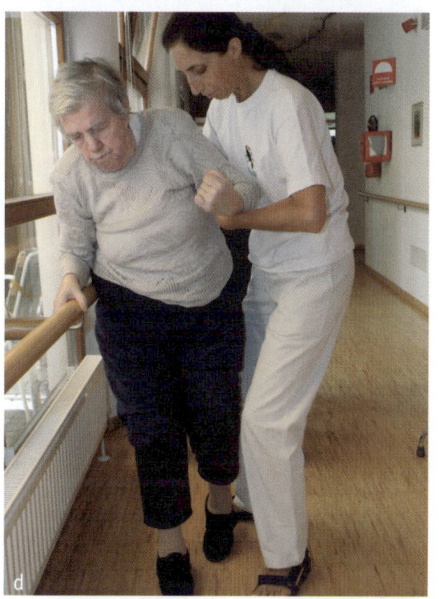

Abb. 3.28a–d

3.3.3 Stützen und Ziehen

Grundsätzlich wird hier auf die wichtige Unterscheidung zwischen *Stützen* und *Ziehen* verwiesen. Beim Ziehen hält sich der Patient irgendwo fest. Ist dieser Gegenstand nicht genügend verankert, wird er zum Patienten hingezogen – es arbeiten vorwiegend die Beugemuskulatur in den Armen und die Rückenmuskulatur, also Muskeln, die oft schon hyperton sind und zu Kontrakturen neigen. Hält sich der Betroffene an einem Objekt vor seinem Körper, geht die Kraftrichtung beim Ziehen nach hinten. Das Festhalten und Ziehen vermittelt dem Patienten ein vermeintliches Sicherheitsgefühl. Ziehen kann zwar auch manchmal hilfreich sein, um sich von der sitzenden Position aufzurichten, wenn in den Beinen noch wenig Kraft ist. Aber für eine vermehrte Selbstständigkeit bei der Fortbewegung ist es eher hinderlich. Beim Stützen entsteht ein Gefühl für die Gewichtsableitung auf den Boden. Es arbeitet vor allem die Streckmuskulatur in Armen bzw. Beinen. Mobile Hilfsmittel wie Stöcke oder Gehwagen können nur eingesetzt werden, wenn der Patient gelernt hat, zu stützen. Sind die Stützfunktionen nicht geübt, hat der Patient im Stehen vielleicht die Tendenz, nach hinten zu fallen. Beim Stützen erfährt der Patient langsam wieder den Halt und den Gegendruck des Bodens, und so bekommt er wieder Vertrauen in die eigenen Fähigkeiten.

3.3.4 Stehen

Vor dem Gehen konzentrieren wir uns noch auf das Stehen. Um am Gleichgewicht arbeiten zu können, ist es wichtig, die Fersen auf den Boden zu stellen. Es sei daran erinnert, dass bei einer guten aufrechten Haltung das Lot etwa in die Knöchelregion fällt. Nur wenn die Fersen ganz am Boden sind, sitzt der Kopf gerade auf den Schultern. Vierfüßler gehen auf Zehen. In der normalen Schrittfolge setzt die Ferse auf, und das Gewicht wird dann von der Ferse zu den Zehen verlagert. Sind Gleichgewichtsprobleme vorhanden, ist es unumgänglich, auf flaches Schuhwerk zu achten. Dies ist gerade bei Frauen, die vielleicht seit Jahrzehnten auch bei Pantoffeln die Ferse einige Zentimeter erhöht haben, gar nicht so einfach und gewöhnungsbedürftig. Ist jemand eine konstante Fersenerhöhung gewohnt, kann er bei flachem Schuhwerk zuerst sogar das Gefühl haben, nach hinten zu fallen. Auch wenn jemand eine sehr gebückte Haltung

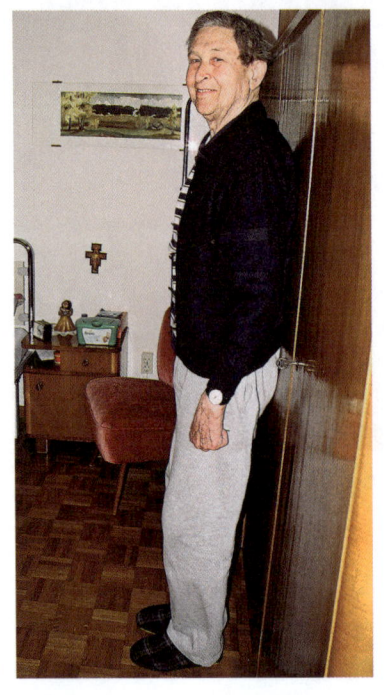

Abb. 3.29

hat, etwa durch Schwäche, durch lange Bettlägerigkeit und vieles Sitzen, durch Lagerungsfehler oder durch Gehen mit Gehwagen oder zu niedrigen Stöcken, hat er beim Versuch, sich aufzurichten, wahrscheinlich das Gefühl, nach hinten zu fallen. In *Abbildung 3.29* hat sich unser Patient an einen Schrank gelehnt, um wieder ein Gefühl für die Senkrechte zu bekommen. Die Betreuerin kann sich z.B. aber auch hinter den Patienten stellen und diesen einladen, sich anzulehnen und aufzurichten.

Erst wenn im Stehen halbwegs das Gleichgewicht gehalten werden kann, sollte man an das freie Gehen denken. Ein gutes Gleichgewichtstraining ist es, im Stehen die Augen zu schließen und sich ganz auf die aufrechte Haltung und die Gewichtsverteilung zu konzentrieren. Dies ist auch für einen Gesunden keine so leichte Übung, besonders wenn man die Füße eng zusammenstellt. Man kann sich irgendwo sicher festhalten und dann wieder schrittweise loslassen. Auch kann man im Stehen die Stabilität auf einem Bein üben, mit und ohne Festhalten. Beim Gehen ist notwendigerweise immer wieder ein Bein in der Luft. Eine weitere Übung besteht darin, im freien Stand den Blick und den Kopf zu drehen und weiterführend auch den Rumpf in die Drehung einzubeziehen. Auch diese Übung erhöht die Stabilität.

3.4 Gehen

„Vierfüßig, zwei- und dreifüßig ist es auf Erden, doch eine Stimme nur hat es, vertauscht seine Haltung allein von den Wesen, die auf der Erde, zum Himmel und durch das Meer sich bewegen. Aber sobald es gestützt auf die meisten Füße einhergeht, ist die Geschwindigkeit seiner Glieder die allergeringste".

(Das Rätsel der Sphinx aus Sophokles, König Ödipus)

Jemanden beim Gehen sicher zu führen und zu begleiten, ist gar nicht so einfach. Man muss selbst einen guten Stand haben, um Sicherheit und Stabilität zu vermitteln. Die sich verändernden Gewichtsverteilungen der Patienten beim Gehen sind gut mitzuvollziehen, um eventuellen Gleichgewichtsverlusten vorbeugen zu können. Und man muss konzentriert bleiben, da Unsicherheiten oft plötzlich auftreten. Wir haben schon angedeutet, dass die Position, die wir im Verhältnis zum Patienten einnehmen, einen nicht zu unterschätzenden Einfluss auf die Befindlichkeit hat. Beim Begleiten von Stehen und Gehen ist dies besonders zu beachten. Stehen wir frontal vor dem Patienten und verstellen ihm den Ausblick, kann er sich nicht gut nach vorne bewegen und könnte sich eher zurückgedrängt fühlen.

Ist jemand ziemlich selbstständig, ist die vielleicht gebräuchlichste Form der Begleitung das Einhängen. Wenn der Begleiter sich beim Patienten einhängt, kann das etwas mehr Stütze geben, speziell, wenn man auch unter der Schulter stützt. Nach Möglichkeit wird es der Patient aber vorziehen, sich selbst einzuhängen, da er so das größere Autonomiegefühl hat. Beim Gehen sollte man auf eine vermeintliche Langsamkeit nicht mit Ziehen reagieren. Dies bringt den Patienten aus dem Gleichgewicht, das Gewicht kann nicht mehr gut auf die Fersen verlagert werden, und die Beschleunigung, die wir erreichen wollen, ist minimal.

Braucht die betreute Person etwas mehr Halt, kann man schon unter einer Schulter stützen, aber immer darauf achtend, dass man das Gleichgewicht des Patienten nicht mehr stört als fördert. Auf keinen Fall sollte man an den Oberarm greifen wie in Abbildung 2.29, dies gibt wenig Halt und ist unangenehm. Die Betreuerin kann z.B. mit einer Hand unter der Schulter stützen und mit der anderen Hand und Unterarm die Hand und den Unterarm der Patientin stützen *(Abb. 3.30a–b)*, bzw. die Patientin auffordern, sich auf ihre Hand zu stützen. Auf der anderen Körperseite der Patientin können vielleicht ein Stock, ein Handlauf

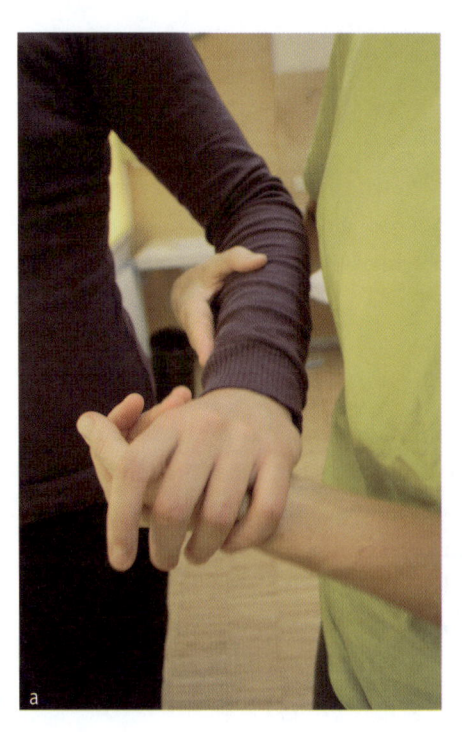

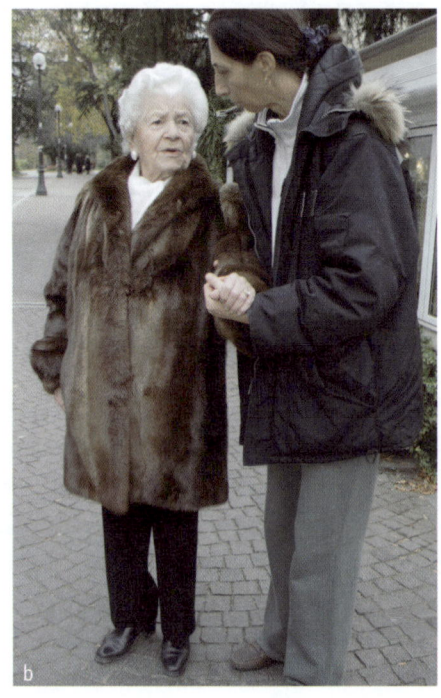

Abb. 3.30a–b

3.4 Gehen

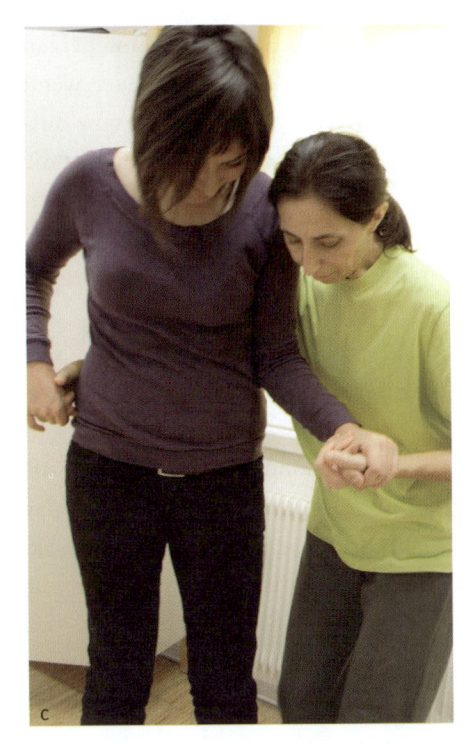

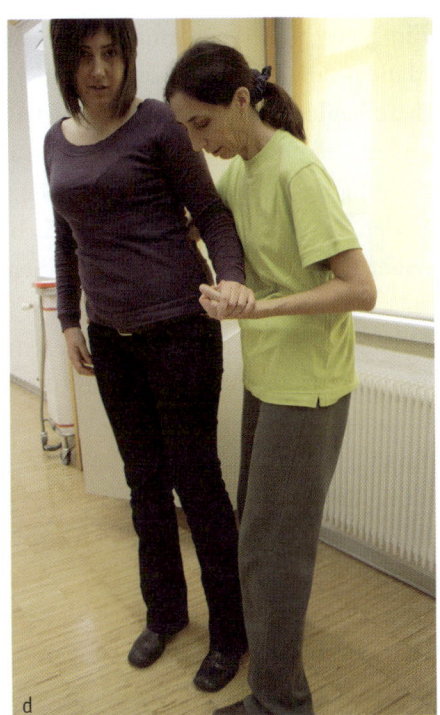

oder ein zweiter Begleiter Hilfestellung geben.

Ein Problem beim Gehen ist oft, das Gewicht so auf einem Bein sicher halten zu können, dass das andere Bein für die Fortbewegung frei wird. Die Patienten scheinen am Boden zu „kleben". Es sei hier auf die Stehübungen im vorigen Absatz verwiesen. Wichtig ist es, die Patienten nicht einfach nach vorne zu drängen. Steht man parallel neben den Patienten, kann man mit einem kleinen Impuls eine Gewichtsverschiebung auf einen Fuß fühlbar machen, damit das andere Bein für die Bewegung frei wird. Man kann auch auf einer Seite dem Arm eine Stütze geben und mit der anderen Hand auf die andere Beckenseite der Patienten übergreifen. Alle Impulse für die Gewichtsverschiebung beim Gehen müssen sehr fein abgestimmt werden, damit die Patienten nicht noch zusätzlich verunsichert werden *(Abb. 3.30c–d)*. Eventuell kann der Therapeut auch das Vorsetzen eines Beines mit dem eigenen Fuß unterstützen oder ein Knie stützen, damit es beim Gehen nicht einknickt.

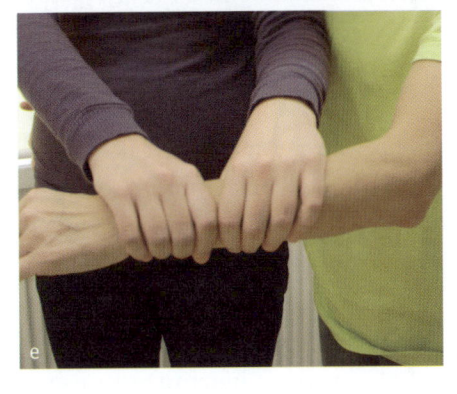

Abb. 3.30c–e

Ein gutes Sicherheitsgefühl gibt es auch, wenn sich die Patienten mit beiden Händen am Unterarm der Begleiterin halten können *(Abb. 3.30e)* oder wenn diese beide Arme zur Stütze anbietet. Diese Hilfestellung kann auch eine aufrechte Haltung unterstützen. Für die aufrechte Haltung besonders wichtig ist die Stellung des Kopfes. Ist jemand beim Gehen unsicher, neigt er dazu, auf den Boden zu schauen, was aber die Sicherheit nicht erhöht. Das Aufrichten wird daher unterstützt, wenn wir die Patienten immer wieder auffordern, nach vorne zu schauen.

Oft stolpern Patienten „über die eigenen Füße", weil sie die Schritte zu eng setzen und lernen müssen, ihre Füße breiter aufzusetzen, um ein besseres Gleichgewicht zu haben.

Patienten mit Beugekontrakturen und speziell Parkinsonpatienten tendieren oft dazu, das Gewicht zu sehr auf den Vorderfuß zu verlagern. Sie müssen das Gleichgewicht ständig durch einen weiteren Schritt nach vorne auffangen. Sie kommen „ins Laufen" und machen kleine schnelle Schritte, die sie nicht mehr kontrollieren können. Hier ist es besonders wichtig, daran zu arbeiten, das Gewicht im Stehen gut auf die Fersen zu bringen, in der Schrittfolge darauf zu achten, dass zuerst die Ferse aufsetzt, und während des Gehens immer wieder innezuhalten und die aktuelle Position zu sichern.

3.4.1 Treppensteigen

Treppensteigen mobilisiert den Kreislauf, stärkt die Beinmuskulatur und erfordert Aufmerksamkeit und Koordination. Auch wenn ein Aufzug vorhanden ist, wäre es eine gute Übung. Außerdem merkt der Gesunde oft gar nicht, wo es überall Stufen gibt. Wieder eine Treppe steigen können, gibt Genugtuung. Die bewältigte Stufenmenge ist oft ein Gradmesser für Kräftigung und Genesung.

Auf einer Treppe kann man sicher begleiten, wenn man, sei es aufwärts oder abwärts, eine Stufe unter dem Patienten bleibt. Man kann dabei helfen, ein Knie etwas zu stützen oder ein Bein vorzusetzen, oder man kann beim Abwärtsgehen eine Schulter zur Stütze anbieten.

Stühle am Beginn der Treppe und auf dem ersten Treppenabsatz können eine notwendige Verschnaufpause ermöglichen.

Beim Treppensteigen wird man zunächst die Stufen einzeln gehen, d.h. ein Bein vorstellen und das andere beistellen, und dann erst bei genügend Sicherheit und Kraft ein Bein vor das andere setzen, d.h. alternierend die Stufen steigen. Hat jemand eine kräftigere Seite, ist es beim Aufwärtssteigen leichter, das kräftigere Bein voranzustellen und das schwächere nachzuziehen. Beim Abwärtsgehen ist es umgekehrt, das schwächere Bein geht voraus, da hier das Bein, das oben bleibt, das Gewicht zu tragen hat. Die Hand sollte am Handlauf ziemlich weit nach vorne greifen, sowohl beim Aufwärtsgehen wie auch beim Abwärtssteigen. Wird ein Stock oder eine Unterarmstütze verwendet, sollte auch dieses Hilfsmittel immer vorangestellt werden.

3.4.1 Gehhilfen

Gehhilfen gehören in der Geriatrie zum Alltag. Da aber auch bei Auswahl der geeigneten Hilfsmittel oft eine bestimmte Lern- und Gewöhnungsphase einzuplanen ist, ist es wichtig, ihre Benutzung vorher gründlich zu überlegen. An Gehhilfen denkt man, wenn der Gang unsicher erscheint, wenn Gleichgewichtsprobleme bestehen, wenn man sich bei Schwächezuständen nicht alleine auf den Beinen halten kann und wenn aufgrund von Schmerzen oder Problemen am Knochengerüst nicht das ganze Gewicht auf Becken oder Beinen gehalten werden kann.

Die klassische Gehhilfe, die man mit dem Alter in Verbindung bringt, ist der normale *Gehstock*. In ländlichen Gegenden war es Brauch, sich bei Bedarf einen geeigneten Stock zuzuschneiden, um auf unwegsamem Gelände eine zusätzliche Stütze zu haben. In der Stadt hatte vormals der Ausgehstock oft eine ornamentale Komponente mit kunstvollen, wertvollen Handgriffen, wurde auch von jüngeren Frauen verwendet und war somit nicht nur als Gehhilfe gedacht.

Der Stock bringt bei leichter Schwäche und leichten Gleichgewichtsproblemen eine zusätzliche Sicherheit. Zu beachten ist, dass er nicht zu kurz gewählt wird, damit keine gebückte Haltung entsteht. Sehr aufrecht bleibt man mit einem Wanderstab, der allerdings vollkommen aus der Mode gekommen ist und uns wahrscheinlich eher an mythologische Gestalten erinnert. Ein Stab könnte aber zum Aufrichten von sehr gebückten Personen ab und zu durchaus hilfreich sein. Wesentlich zu beachten ist bei Stöcken, dass keine einseitige Belastung entsteht. Verlagert sich der Schwerpunkt der Körperachse zu sehr in Richtung Stock, bietet dieser keine zusätzliche Sicherheit, sondern birgt im Gegenteil

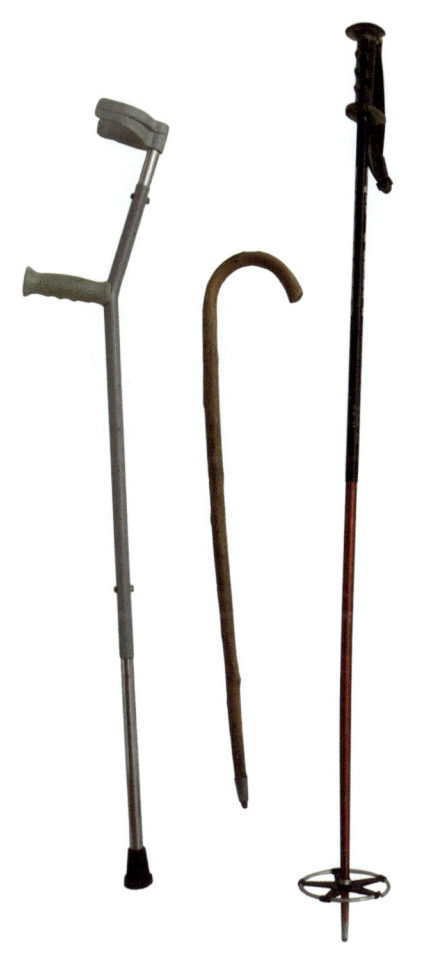

eine große Sturzgefahr, da der Druck nicht gerade auf den Boden abgegeben wird und der Stock leicht wegrutschen kann. Auch bei unkonzentrierter Verwendung kann der Stock eine Stolpergefahr sein. Diese Dinge sollte man in Betracht ziehen, bevor man jemandem einen Stock in die Hand gibt. Hat sich jemand an einen Stock gewöhnt, wird eventuell das notwendige Umsteigen auf zwei Gehstöcke oder zwei Krücken als Rückschritt empfunden.
Notwendigerweise etwas asymmetrisch ist das Gehen mit einem Dreipunktstock, wie ihn manche Menschen mit einer Halbseitenlähmung verwenden müssen.
Das Gehen mit zwei *Gehstöcken* unterstützt einen gleichmäßigen, symmetrischen Gang und wird ja auch als Sportart propagiert. Die jeweilige Gegendrehung der Arme mobilisiert auch den Rumpf und verleiht dem ganzen Körper mehr Beweglichkeit und Koordination. Beim Wandern werden die Gehstöcke vor allem beim Abwärtsgehen zum Unterstützen der Hüft- und Kniegelenke sehr geschätzt. Dem kleinen Nachteil, dass man keine Hand frei hat, um etwas zu tragen, kann leicht mit einem Rucksack oder einer Gürteltasche abgeholfen werden.

Krücken

Krücken sind vor allem dazu gedacht, Gewicht zu übernehmen. Ihre Stützfunktion findet daher vor allem in der Orthopädie Verwendung. Bei allen Problemen an den unteren Extremitäten, wofür es einer teilweisen oder auch totalen Entlastung eines Beines bedarf, sind Krücken unumgänglich, also bei Knochenbrüchen und anderen Schädigungen der unteren Extremitäten, aber auch bei Beckenbrüchen und Amputationen. In der Geriatrie setzen wir sie häufig nach Knie- und Hüftprothesenversorgung ein. Hilfreich können sie auch bei schmerzhaften Gelenkentzündungen sein. An ihre tragende Funktion sollte auch bei Bandscheibenproblemen und Rückenschmerzen gedacht werden: Treten die Schmerzen vor allem bei Belastung auf, können Unterarmstützen durchaus eine gute Übergangslösung sein, um eine weitere Reizung und Entzündung zu vermindern, bis sich die Situation bessert.
Für die Verwendung der Krücken hier ein einige Überlegungen:
▷ Krücken sollten zunächst in ihrer Länge angepasst werden. Eine einfache, etwas über den Daumen gepeilte Methode bei den am häufigsten im Umlauf befindlichen Modellen, ist es, in aufrechter Haltung die gesamte Krücke bis zum gebeugten Ellbogen zu messen *(Abb. 3.31)*. Oft werden Krücken eher zu kurz gehalten, weil man dann vermeintlich etwas mehr Gleichgewicht hat. Das ergibt beim Gehen eine nach vorne gebeugte Haltung. Bei schon stark nach vorne geneigten Personen und Gleichgewichtsproblemen muss man aber eventuell Kompromisse eingehen.

3.4 Gehen

▷ Was die Gangschulung mit Krücken betrifft, kann je nach Entlastungsnotwendigkeit des betroffenen Beines auf verschiedene Gangmuster zurückgegriffen werden:

Muss ein Bein total entlastet werden, braucht es viel Koordination, um das Gleichgewicht zu halten. Normalerweise gehen die Krücken voraus und das zu entlastende Bein mit den Krücken. Das heißt dann je nach Koordinationsfähigkeit und auch je nach Schmerzen zum Beispiel:

- zuerst eine Krücke vor, dann die andere, dann das kranke Bein und dann das gesunde
- oder zuerst beide Krücken vor, dann das kranke Bein und dann das gesunde (Abb. 3.32a–c)
- oder die beiden Krücken und das kranke Bein gemeinsam vor und das gesunde nach.

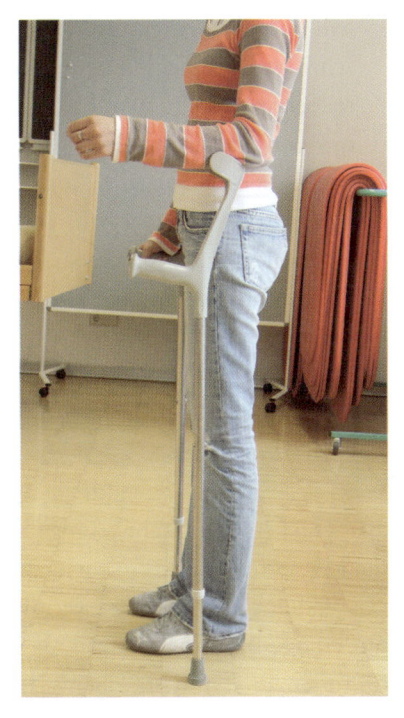

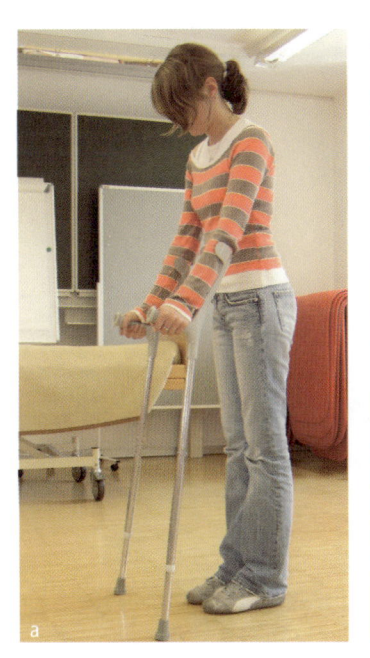

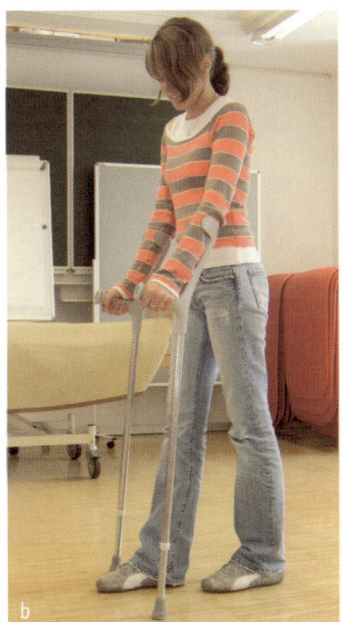

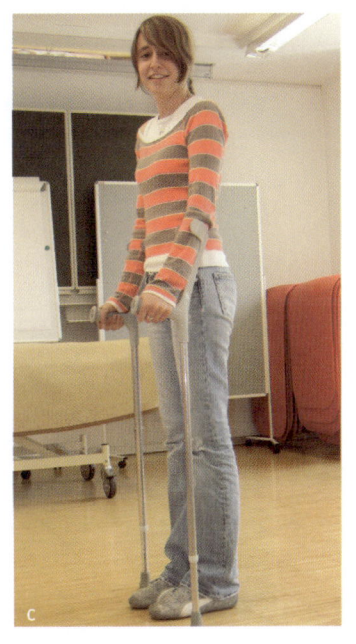

Abb. 3.31

Abb. 3.32a–c

Mit diesem Gangmuster kann eine schrittweise Belastung und auch eine schrittweise Beschleunigung geübt werden. Darf und kann der Patient gut teilbelasten, sollte man bald zu einem Gang im Kreuzgangmuster übergehen, mit den Armen in Gegendrehung zum gegengleichen Fuß. Das heißt dann wieder je nach Koordination:

- zuerst eine Krücke vor, dann das gegengleiche Bein, dann die andere Krücke und dann das andere Bein
- um dann baldmöglichst rechte Krücke und linkes Bein bzw. linke Krücke und rechtes Bein jeweils gleichzeitig nach vor zu bringen *(Abb. 3.33a–d)*.

Wird der Patient zusehends sicherer und muss die Krücken nur mehr wenig belasten, kann man diese umdrehen und wie zwei Gehstöcke verwenden. Es sollte aber vermieden werden, nur eine Krücke zu benutzen, da dies sehr häufig zu einem asymmetrischen Gang führt, weshalb es dann äußerst schwierig wird, ganz von der Krücke wegzukommen.

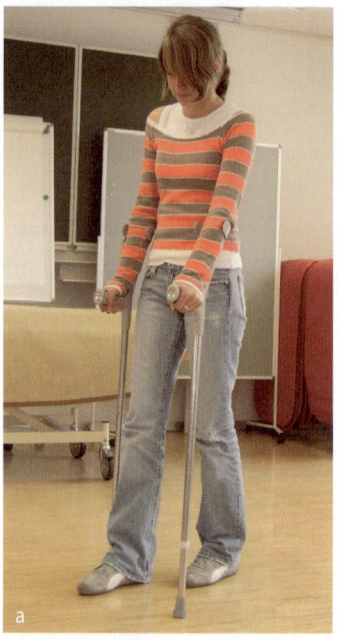

Abb. 3.33a–d

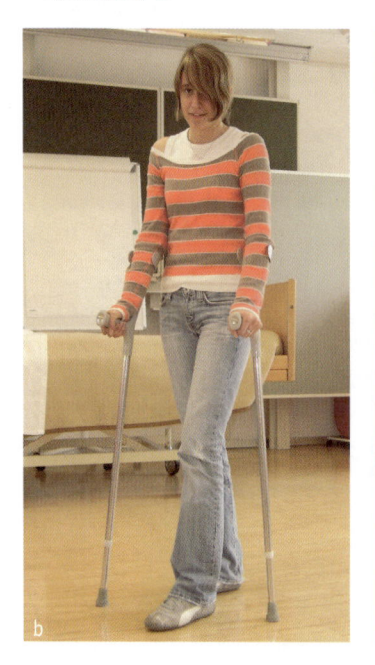

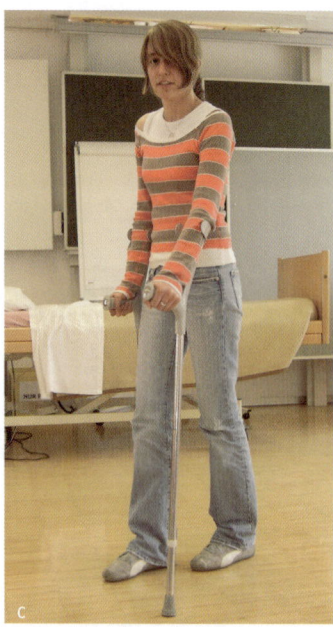

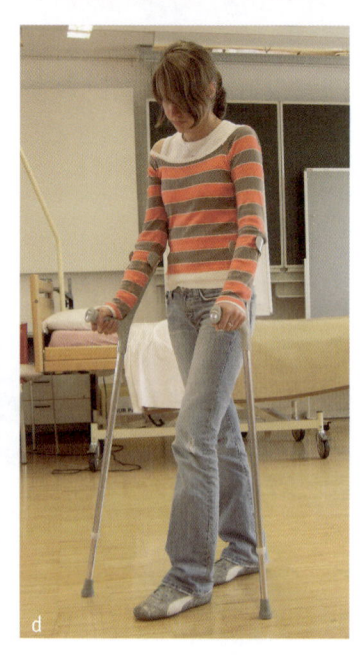

Gehwagen, Rollatoren, Gehgestelle

Es gibt im Handel verschiedene Modelle für ganz unterschiedliche Bedürfnisse. Grundsätzlich geht es beim Gehwagen darum, dass durch das Halten und Abstützen mit den Armen das Gewicht auf den Beinen vermindert und an Sicherheit gewonnen wird. Für manchen Patienten ist es nur so möglich, sich aufrecht zu halten. In anderen Situationen geht es darum, eine weitere Gehstrecke zu ermöglichen. Ähnlich wie Unterarmstützen kann ein Gehwagen nützlich sein, um die Belastung auf Wirbelsäule, Becken und Beinen zu vermindern und trotzdem Bewegung zu ermöglichen.

Gehwagen mit Stützen unter den Schultern sind für sehr schwache, wenig autonome Patienten gedacht, um mit dem ersten Stehen und Gehen zu beginnen. Sie sollten so eingestellt werden, dass die Füße gut auf den Boden aufsetzen und die Haltung trotzdem aufrecht ist, dass also die Person nicht irgendwie im Gehwagen „hängt". Gleichzeitig muss die betreute Person mit den Händen gut stützen können. Soweit möglich sollten Gehwagen ohne Achselstützen vorgezogen werden. Der Therapeut muss darauf achten, dass der Wagen beim Gehen nicht unverhältnismäßig weit nach vorne geschoben wird. Sonst vermindert sich die Stützfunktion, und der Patient wird nicht mehr gut mit der Ferse aufsetzen. Es sieht dann so aus, als würde er dem Wagen nachlaufen. Oft ist es günstig, den Gehwagen zu kontrollieren – besonders, wenn jemand Gleichgewichtsprobleme hat, gibt dies Stabilität und Halt. So kann sich der Patient selbstständig abstützen, und der Wagen fährt nicht davon.

Bei Gleichgewichtsproblemen geben Gehgestelle ohne Räder mehr Stabilität und Sicherheit. Scharniere ermöglichen es, jeweils eine Seite voranzustellen. Man kann sich auf diese Weise selbstständig und sicher fortbewegen.

Hier zeigen wir das Modell eines Gehwagens *(Abb. 3.34a–c)*, der diesem Patienten die Möglichkeit gibt, sich mit dem Oberkörper gut aufrecht abzustützen und mit den Händen zu halten. Auf diese Weise kann sich dieser Altersheimbewohner autonom im ganzen Haus bewegen.

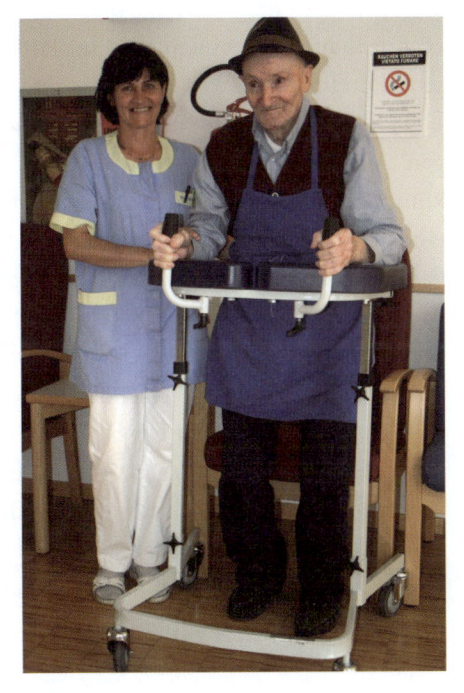

Abb. 3.34a

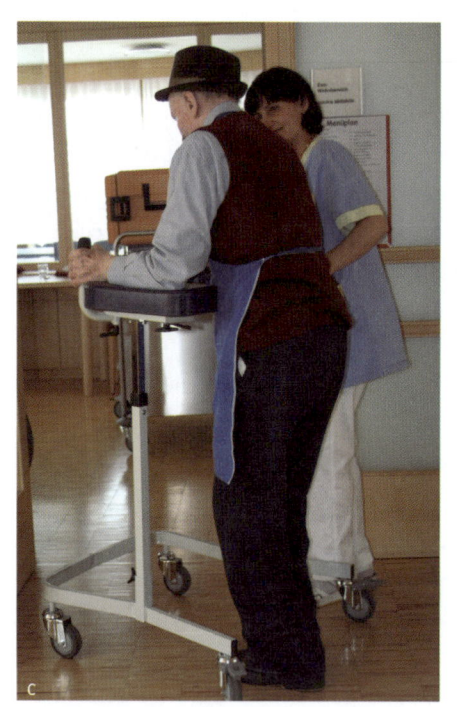

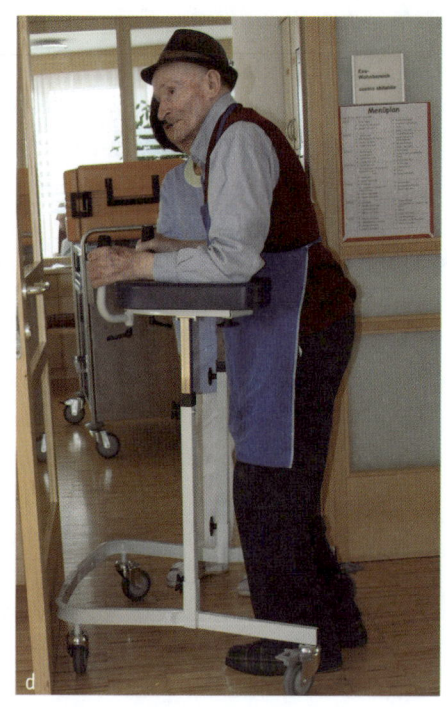

Abb. 3.34b–c

Zum Ausgehen gibt es dann verschiedenste Gefährte auf drei oder vier stabilen Rädern mit zwei Griffen mit Bremse, ähnlich wie bei einem Fahrrad, ausgestattet eventuell auch mit einem Einkaufskorb und einer kleinen Querbank zum Hinsetzen und Rasten.

Die Hilfsmittelversorgung sollte mit Ruhe und mit kompetenter Beratung erfolgen. Auch wäre es gut, wenn der Patient das jeweilige Hilfsmittel ausprobieren könnte, und es nicht über Katalog bestellt wird. Die Wahl des Hilfsmittels kann eine wichtige Auseinandersetzung mit der Lebenssituation bedeuten. Man muss dabei natürlich das Umfeld der Betroffenen beachten. Die Auswahl im Handel ist groß, und die hier angestellten Überlegungen sind sehr allgemeiner Natur. Bei Bedarf zahlt es sich aus, sich gründlich zu informieren. Andererseits stellt sich im gerontologischen Kontext oft der Fall ein, dass Situationen, in denen zum Beispiel ein Gehwagen oder ein Rollstuhl gebraucht werden, Übergangssituationen sind. Die Hilfsmittel werden oft nur über einen kürzeren Zeitraum benötigt. In verschiedenen Einrichtungen werden die notwendigen Hilfsmittel also oft aus vorhandenem Material ausgewählt. So kommt es dann schon vor, dass Rollstühle zu breit oder zu hoch sind oder dass der am besten geeignete Gehwagen gerade von zwei Patienten benötigt wird.

3.4 Gehen

Rollstühle

Zu den Rollstühlen seien noch einige Anmerkungen gemacht: Auch hier ist die Auswahl groß, und Rollstuhlfahrer, z.B. querschnittgelähmte Personen, haben individuell angepasste sportliche, leichte Modelle, mit denen sich auch weite Strecken zurücklegen lassen. Auch für einen im Rollstuhl sitzenden alten Menschen ist es eine gute Aktivierungs- und Koordinierungsübung, wenn möglich selbst den Rollstuhl zu betätigen und nicht gefahren zu werden, zumindest im Haus. Wird ein Rollstuhl eigens für einen Patienten gekauft, werden Sitzflächen an Gesäß und Oberschenkellänge und die Stuhlhöhe an die Unterschenkellänge angepasst. Im geriatrischen Kontext kommt es auch hier vor, dass bei vorübergehender Immobilität behelfsmäßig aus vorhandenem Material ausgewählt wird. Bei sehr schwachen und instabilen Patienten ist es gut, eine längere Lehne zu haben; einen zu großen Stuhl kann man mit Kissen auspolstern. Zum Ausfahren ist es gut, ein etwas „sportlicheres" Modell zu wählen mit großen, gut aufgepumpten Reifen. Für Halbseitenlähmungen gibt es Rollstühle, die auf nur einer Seite manövriert werden können. Gelegentlich hapert es bei der technischen Instandhaltung der Geräte: Bremsen funktionieren nicht gut, Räder sind nicht aufgepumpt oder Fuß- und Seitenteile nicht gut abnehmbar. Hier sieht man, wie das Zusammenspiel aller beteiligten Berufsgruppen, vom Arzt bis zum Hausmeister, für eine gelingende Pflege notwendig ist.

3.4.3 Und wenn jemand hinfällt?

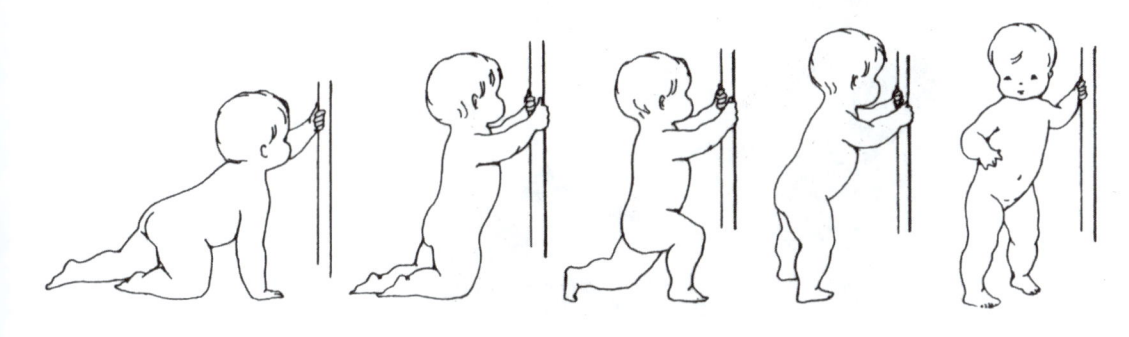

Viele ältere Menschen, die nicht mehr ganz sicher auf den Beinen sind, haben Angst vor einem Sturz: zum einen wegen der möglichen Verletzungen, zum anderen, und vielleicht nicht weniger, aus Angst, nicht mehr auf die Beine zu kommen. Dabei ginge es in vielen Fällen vor allem um das „Gewusst wie". Es wäre eine wichtige Übung für das Seniorenturnen, zu lernen, wie man auf den Boden und wieder hoch kommt. Wir sind im zunehmenden Alter eine vorwiegend sitzende Gesellschaft; kaum jemand setzt oder legt sich direkt auf den Boden. Entsprechend geht auch diese Kompetenz verloren, oder die Bewegung wirkt äußerst umständlich.

Als Kinder lernen wir, wie wir durch Drehen in den Vierfüßlerstand oder auch direkt zum Sitzen kommen. Dabei wird vorher allerdings einige Monate fleißig geübt. Hilfreich ist dabei auch eine gewisse Beweglichkeit in der Lendenwirbelsäule und in den Hüften, die häufig im Alter nicht mehr so vorhanden ist. Wir können beobachten, wie schnell Kinder vom Vierfüßlerstand in den Kniestand kommen und dann aufstehen, wenn sie etwas zum Festhalten finden – den Griff einer Schublade, einen kleinen Stuhl, die Hände eines Erwachsenen oder die Stäbe der Gehschule. Immerhin üben Menschenkinder mehr oder weniger ein Jahr, bis sie freihändig zum Zweifüßlerstand kommen, der uns die Hände freigibt.

Zur Sturzgefahr tragen im Alter verschiedene Risikofaktoren bei. Dazu gehören Sehstörungen, Gleichgewichtsprobleme und verlangsamte Balancereflexe, eine eingeschränkte Beweglichkeit und asymmetrische Körperhaltung, allgemeine Schwäche, unkorrekt eingesetzte Gehhilfen, Blutdruckschwankungen und plötzlicher Bewusstseinsverlust, starke Sedativa, Bewusstseins- und Sensibilitätsstörungen. Dazu kommen dann noch Stolperfallen wie Teppiche oder Stufen, ein zu langer Morgenmantel oder schlecht sitzende Schuhe. Äußere Gefahrenmomente sind auch nasse Fußböden, besonders im Bad, oder plötzliche Veränderungen der Lichtverhältnisse. Zur Vorbeugung sollte man mögliche Sturzursachen im Auge behalten und besonders gefährdete Personen erkennen.

Für den Herrn aus *Abbildung 3.35* hat man ein Brett an der Außenseite der Balkontüre angebracht, um beim Hinaus- und Hereingehen das Aufsetzen des ganzen Fußes zu ermöglichen.

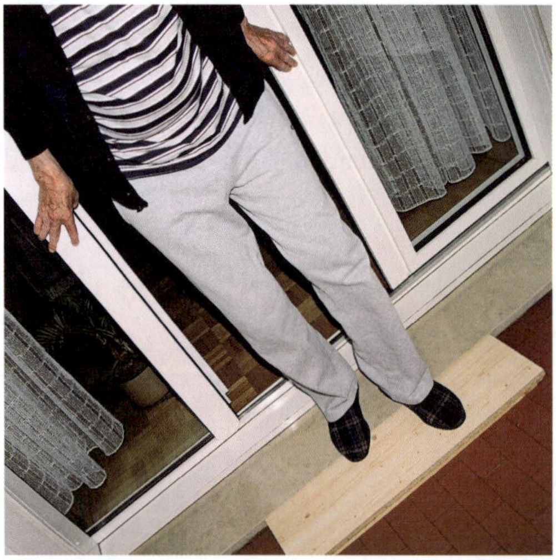

Zur Sturzprophylaxe gehört es, auf gut sitzendes Schuhwerk zu achten, im Bad, wo nötig, rutschfeste Matten zu verwenden, die Bremsen bei Rollstühlen und Betten zu kontrollieren, unsachgemäße Verwendung von Gehhilfen zu korrigieren, Stolperfallen zu vermeiden und auf eventuelle Veränderungen

Abb. 3.35

im Raum besonders hinzuweisen. Eine gefährlich anmutende Art und Weise, wie betreute Personen vom Bett oder vom Stuhl aufstehen und sich hinsetzen, könnte vielleicht korrigiert und sicherer gestaltet werden, bevor es zu einem vorhersehbaren Sturz kommt.

Fällt ein älterer Mensch hin, kann das durchaus als dramatisches Erlebnis wahrgenommen werden. Dies führt dazu, dass beim Betroffenen Angst und auch Panik aufkommen können. Betreuer oder Angehörige werden möglicherweise „angesteckt" und lassen sich zu unüberlegten Handlungen hinreißen. Sie gefährden dabei die eigene Gesundheit und eventuell auch die der betreuten Person. Stürzt eine Person trotz Anwesenheit eines Betreuers, bringt es meist nicht viel, verzweifelt dagegen zu halten. Meist wäre es besser, den Sturz etwas zu bremsen und zum Boden zu begleiten. Es braucht dazu allerdings gute Geistesgegenwart. Ruhe zu bewahren, ist die erste Notwendigkeit: Liegt jemand am Boden, kann er nicht weiter fallen, und was passiert ist, ist passiert. Wenn der Patient mit den Armen mithelfen kann, kann man ihn vielleicht zum Sitzen bewegen und eventuell mit einem Schluck Wasser beruhigen. Sonst kann man ihn mit ein paar Kissen etwas höher lagern. Auch kann man ein Leintuch oder eine Decke unterschieben und ihn ein Stück ziehen, wenn er in einer recht ungeschickten Position liegt (etwa im Bad). So kann man die Situation besser abschätzen, der erste Schock geht vorbei, und Schmerzen, die auf eine größere Verletzung hindeuten, können klarer mitgeteilt werden. Ohnmächtige müssen ohnehin gelagert werden.

Die häufigste und eine schwere Verletzung ist der Oberschenkelhalsbruch, aber auch Brüche der oberen Extremität wie Handgelenks- und Schulterverletzungen sind recht häufig. Etwas seltener sind Beckenbrüche, aber auch Wirbelbrüche sind bei Osteoporosepatienten nicht selten. Bei der Verletzungsgefahr spielt Osteoporose eine große Rolle und auch die Reaktionsverlangsamung, die ein schnelles Abstützen verhindert. Platzwunden am Kopf, verursacht durch hartes Aufschlagen zum Beispiel am Waschbecken oder Nachtkästchen, sehen oft dramatischer aus als sie sind. Oft geht es auch mit ein paar Prellungen ab, die allerdings durchaus schmerzhaft sein können. Am häufigsten passiert Gott sei Dank gar nichts.

Kann der Patient überhaupt nicht mithelfen, kann man ihn kaum alleine und auch nicht zu zweit hochheben. Bei Schwerstbehinderten, die z.B. aus dem Bett gefallen oder unglücklicherweise beim Umsetzen auf den Boden gerutscht sind, wird man um den Hebekran nicht herumkommen. Scheint eine größere Verletzung vorzuliegen, wird man auf eine Trageliege und eine Erste-Hilfe-Mannschaft warten und dann mit vereinten Kräften arbeiten.

Kapitel 3 Handling in der Praxis

Wenn nichts Schlimmeres passiert ist und man auf etwas Mithilfe des Patienten zählen kann, muss das Hochkommen nicht unbedingt schwierig sein. Kann er sich gut mit den Händen festhalten, ist er nicht zu ängstlich und im Beckenbereich gut beweglich, ist es sogar denkbar, dass man ihn direkt nach vorne hochziehen kann – etwa so als würde man einem Freund, der auf der Wiese liegt, die Hände reichen. Mit einem Fuß fixiert man die Füße des Patienten, legt das eigene Gewicht dagegen und zieht ihn nach vorne hoch. Dieses Vorgehen wird allerdings die große Ausnahme bleiben.

Grundsätzlich ist es nötig, dass man überlegt vorgeht und den Patienten Schritt für Schritt informiert und zur Hilfe anregt. Zunächst braucht man etwas Freiraum, um sich drehen zu können. Dabei ist es günstig, sich so zu drehen, dass man sich danach irgendwo festhalten kann – etwa am Badewannenrand oder Waschbecken, oder man schafft so viel Platz, dass man einen Stuhl zum Halten hinstellen kann.

In den meisten Fällen kann man in den Vierfüßlerstand kommen. Man kann auch mit einer Hand am Boden stützen und sich mit der anderen irgendwo festhalten. Der Einsatz des Pflegers oder Therapeuten kann auch hier darin liegen, dass die Drehpunkte an Füßen und Knien fixiert werden und am Becken eine Hilfestellung zum Drehen geleistet wird *(Abb. 3.36a–d)*. Je nach Beweglichkeit kann sich der Patient auch aus der Bauchlage in den Vierfüßlerstand zurückschieben *(Abb. 3.37a, b)*. Aus dem Vierfüßlerstand wird dann ein Fuß aufgestellt und darüber aufgestanden *(Abb. 3.36e–i)*. Noch leichter geht es, wenn das Becken nach hinten geschoben und leicht seitlich auf einen zweiten Stuhl gedreht wird *(Abb. 3.37c–f)*.

Abb. 3.36a–b

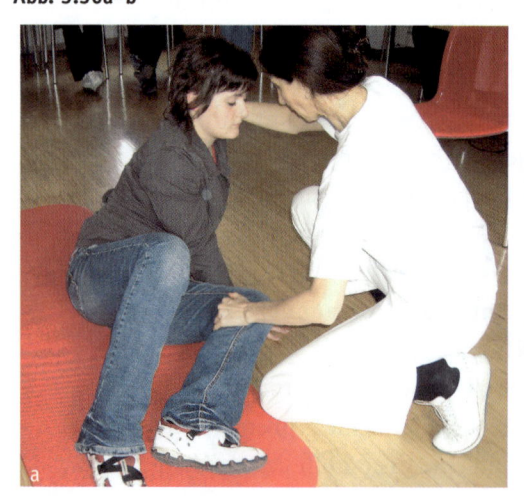

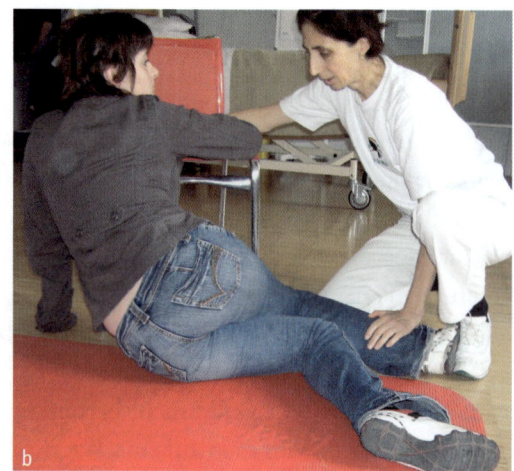

3.4 Gehen

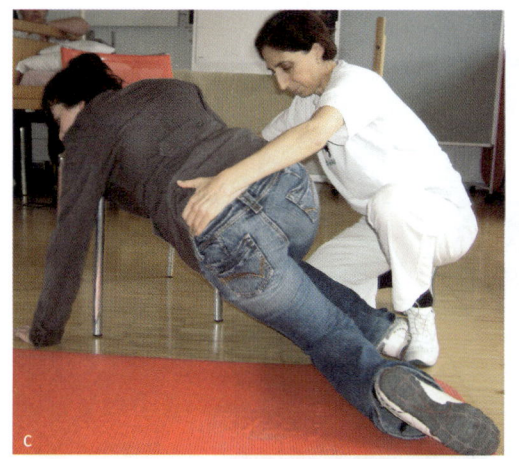

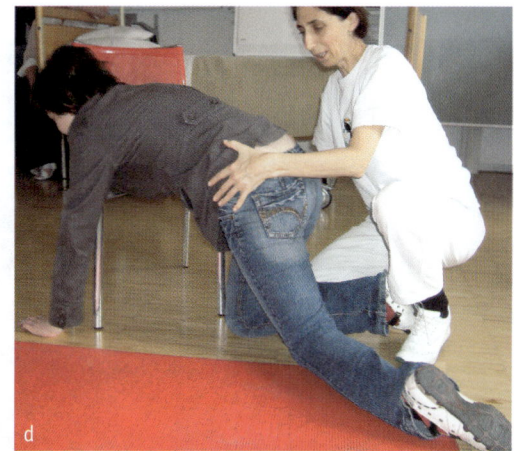

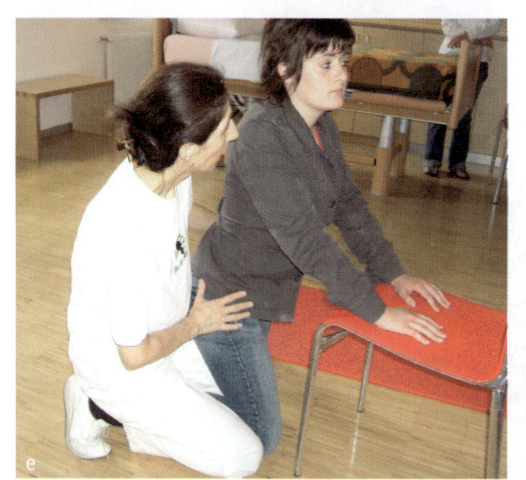

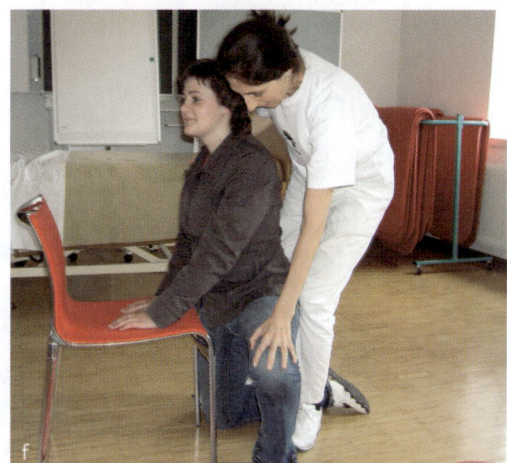

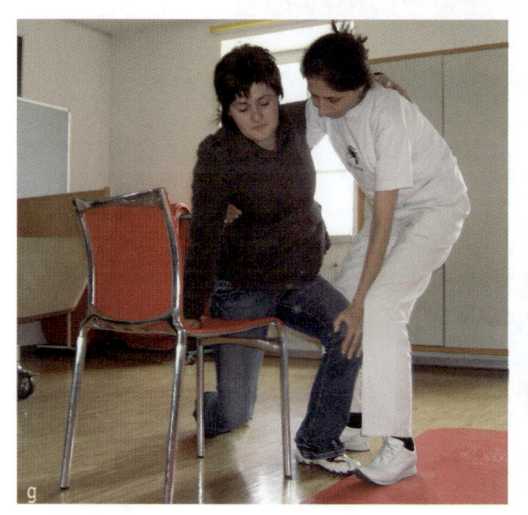

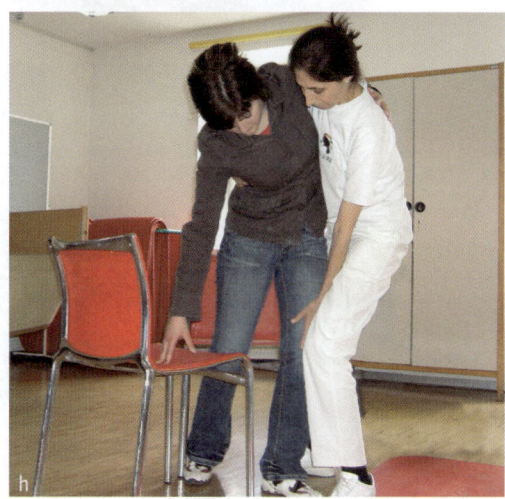

Abb. 3.36c–h

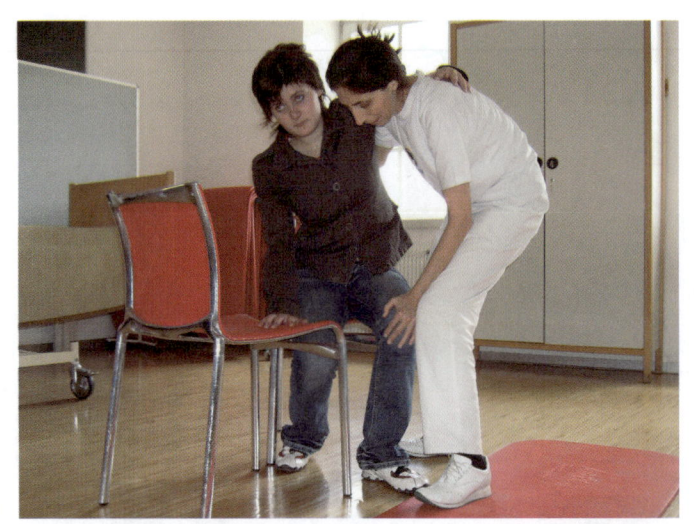

Abb. 3.36i

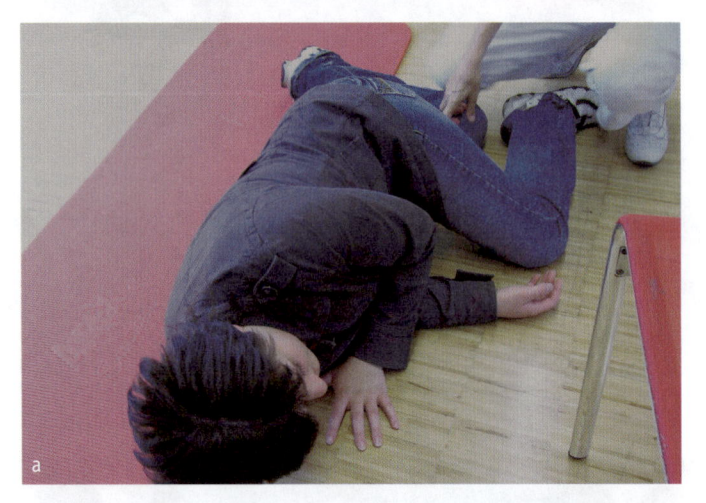

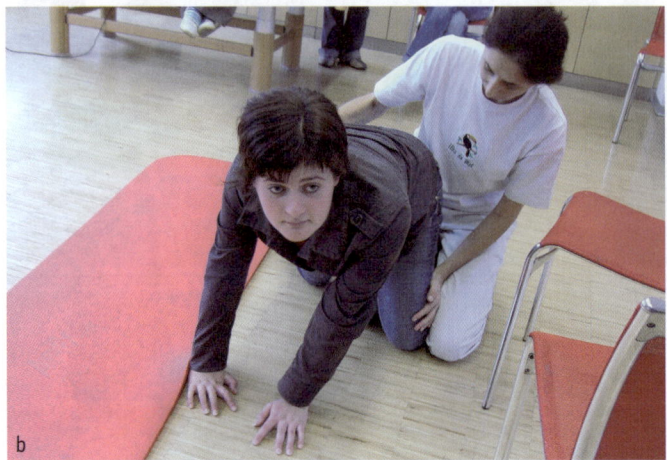

Abb. 3.37a–b

3.4 Gehen 151

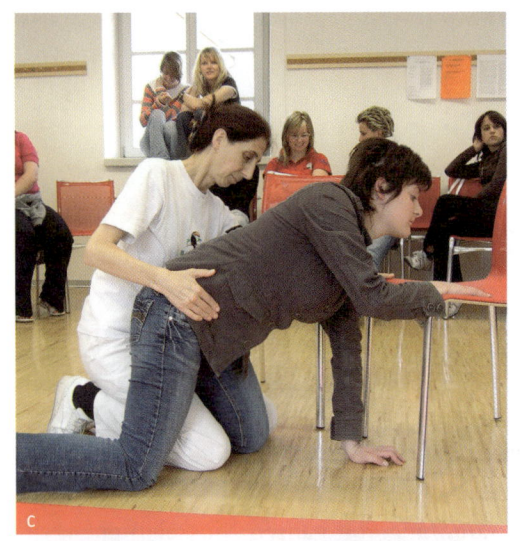

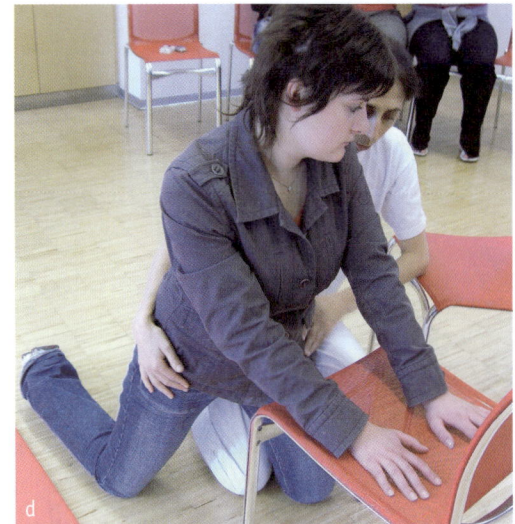

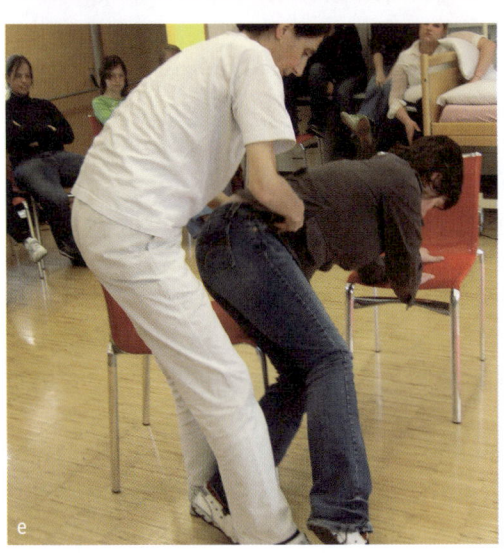

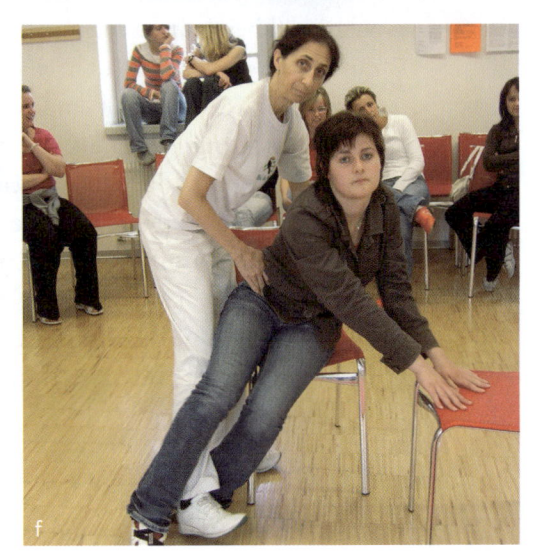

Abb. 3.37c–f

4 Anhang

4.1 Das Bobath-Konzept

Die Geschichte dieser Methode begann in den frühen 40er Jahren mit Beobachtungen, die die englische Krankengymnastin Frau Berta Bobath (später Dr.h.c.) bei der Behandlung von Kindern mit Zerebralparese und bei halbseitig gelähmten Patienten machte. Sie beobachtete, wie bei bestimmten Bewegungen und Stellungen Spastizität, also die Verkrampfung von ganzen Muskelgruppen, zunahm und bei anderen nicht auftrat.

Zusammen mit ihrem Mann, einem Arzt, entwickelte Frau Bobath ein Therapiekonzept, das zunächst auf empirischen Beobachtungen fußte, wie pathologische Bewegungsmuster gehemmt und physiologische gebahnt werden konnten. Dieses „Hemmen und Bahnen" war eine Grundsäule des Bobath-Konzeptes.

Im Besonderen studierten die Bobaths auch die neurophysiologische Entwicklung bei Kindern mit Hirnschädigungen. Man versuchte, analog zur normalen Entwicklung der kindlichen Motorik, Mechanismen zu finden, wie das ZNS wieder zu einer möglichst intakten Wahrnehmung und Verarbeitung von Informationen kommen konnte, damit Lernen und sensomotorische Entwicklung stattfinden konnten.

Die Grundstellung des Körpers beeinflusst die Antwort auf einen Reiz. Damit hat man nach Bobath ein Mittel, wie man durch „Inputs" – d.h. sensorische Informationen – den „Output", d.h. natürliche Reaktionen, beeinflussen kann. Große Bedeutung wird in diesem Zusammenhang den Stütz- und Gleichgewichtsübungen beigemessen.

Auf diese Weise wurde die Behandlung speziell von neurologischen Patienten als 24-Stunden-Konzept verstanden. Alle Beteiligten – Angehörige, Pfleger, Ärzte und Therapeuten – müssen gemeinsam an der Rehabilitation beteiligt sein: Alles hat einen Einfluss – von der Stellung des Nachtkästchens bis zur Art der Berührung. Der Begriff des „Handling" stammt also als ein Gesamtkonzept von den Bobaths und reicht von Lagerungen bis zum Schuhe anziehen. Vor allem im angelsächsischen Raum beeinflusste das Bobath-Konzept nachhaltig die Vorstellung von Rehabilitation.

Dr. K. Bobath meinte gegen Ende seines Schaffens: „Die einzige Antwort auf die Frage, ob das, was Sie tun, das Richtige für den Patienten ist, ist die Reaktion des Patienten auf das, was Sie tun. Behandlung, wie Erziehung, wie Leben, ist eine konstante Interaktion. Das Wichtigste ist, dass wir im Laufe der 40 Jahre absichtlich davon abgesehen haben, eine Methode zu schaffen. Wir nennen es heute noch ein Konzept, und wir lernen täglich."[1]

4.2 Die Kinästhetik

Das Kinästhetik-Konzept ist ein Handling-Konzept, das sich seit Mitte der 80er Jahre in Kranken- und Altenpflege zunehmend etabliert hat. Verbreitung fand es vor allem im angelsächsischen Raum. In den 70er Jahren wurde dieses Konzept von Dr. Frank Hatch und Dr. Lenny Maietta in Santa Fe (USA) entwickelt. Frank Hatch war Tänzer und hat Verhaltenskybernetik und Philosophie studiert. Maietta hatte klinische Psychologie studiert. Hatch und Maietta entwickelten ihr Programm aus den Grundsätzen verhaltenskybernetischer Forschungen, die die Zusammenhänge von Sinneseindrücken mit den darauf folgenden Reaktionen auf motorischer, vegetativer und psychologischer Ebene untersuchten. Beeinflusst wurden diese Studien von Arbeiten des Tanzpädagogen Rudolf von Laban und seiner Schülerin Mary Wigman, die den so genannten Ausdruckstanz kreierten und verbreiteten. Stark beeinflusst wurden die Studien von Hatch und Maietta auch von der Feldenkraismethode, der es besonders um bewusste Bewegung geht, und allgemein von der humanistischen Psychologie. Kinästhetik beschreibt, analysiert und vermittelt Aspekte der Bewegung als grundlegende Voraussetzung für jede menschliche Funktion.
Viele Fachleute aus Pflege und Pädagogik haben im Laufe der Jahre an der Verbreitung und Weiterentwicklung des Konzeptes gearbeitet.
Der Begriff „Kinästhetik" hat zu tun mit Kinästhesie, dem Bewegungsgefühl. Bewegungsgefühl braucht es, um Bewegungen des Körpers unbewusst zu kontrollieren und zu steuern. Kinästhetik ist die deutsche Form des amerikanischen Begriffs „kinaesthetics". Die Begründer prägten diesen Eigennamen aus den Begriffen „kinesis" = Bewegung und „aesthetics" = der Sinn für das Schöne und die Kunst (Hatch 71).
In Grund- und Aufbaukursen werden Handlingfähigkeiten vermittelt, die die Berührung- Beziehungs- und Bewegungsfähigkeiten der Pflegenden verbessern

---
[1] Purwin, 1999, S. 62.

sollen. Der Schwerpunkt im Grundkurs liegt darauf, Hebeanstrengungen zu vermeiden, um rückenschonend arbeiten zu können.

Als anatomisches Konzept verwendet die Kinästhetik die Aufteilung des Körpers in sieben Massen: Arme (2), Beine (2), Becken, Brustkorb und Kopf. Dazwischen liegen jeweils beweglichere Zonen, wie die Taille, der Hals und die Hüft- und Schultergelenke, auf denen weniger Gewicht liegt. Über diese weniger stabilen Zonen kann das Gewicht von einer Masse zur nächsten verlagert werden, bis es wieder auf eine Unterstützungsfläche fällt; d.h. also immer Drehen statt Heben. Wenn durch Übung die Zwischenräume nach und nach entspannter werden, fließt das Gewicht ungehindert von Masse zu Masse. Menschliche Bewegung entsteht durch die fortlaufende Gewichtsverlagerung innerhalb und zwischen den Körperteilen in der vertikalen und horizontalen Ebene. Der Mensch kann jeden seiner sieben Körperteile einzeln und in Beziehung zueinander in viele Richtungen bewegen. Ein sicherer und leichter Bewegungsablauf beinhaltet deshalb immer kreisförmige Gewichtsverlagerungen von einem Körperteil zum nächsten. Dies entspricht der Form der Spirale und verhindert, dass die Grenzen der Beweglichkeit in den einzelnen Gelenken überschritten werden. In der kinästhetischen Mobilisation werden die notwendigen Gewichtsveränderungen für eine Lageveränderung mit genauen taktilen kinästhetischen Impulsen gesteuert. Der Patient soll während eines Lagewechsels jede einzelne Gewichtsverlagerung klar nachvollziehbar erfahren. Im Kinästhetik-Konzept versucht man Bewegungen aus unterschiedlichen Gesichtspunkten zu analysieren. Außer dem anatomischen Gesichtspunkt Massen/Zwischenräume werden Elemente wie Interaktion und Anregung der Sinne, Orientierung, Zug und Druck, Bewegungen am Ort und Fortbewegung, Haltungs- und Transportbewegung und die Gestaltung der Umgebung ins Auge gefasst.

4.3 Die Rességuier-Methode

Die Rességuier-Methode beschäftigt sich in erster Linie mit der Qualität der Präsenz im Umgang und in der Begegnung mit dem Mitmenschen. Diese Haltung setzt eine aktive Aufmerksamkeit und das Sich-Einlassen auf die Begegnung mit dem Anderen voraus. Es geht bei dieser Methode um die Lehr- und Lernbarkeit dieser Haltung. Sie bildet die Basis für jede weitere Interaktion und hat Auswirkungen auf die psychische und physische Disposition der Beteiligten. Es geht um eine Beziehung, die noch vor jeder verbalen oder körperlichen Interaktion eine Grundverbindung herstellt. Eine bewusste Wahrnehmung auf dieser „an-

4.3 Die Rességuier-Methode

onymen" Ebene schafft Raum und Disponibilität für jede weitere Ausdrucksmöglichkeit. Unsere Disposition und der Tonus, der die Begegnung prägt, sind ausschlaggebend für das Klima und somit im weitesten auch auf die physiologische Disposition des Patienten. Präsenz ist nicht mehr oder weniger zufällig und auch nicht nur die mehr oder weniger persönliche Fähigkeit des Einzelnen. Aufmerksamkeit und Da-Sein können wahrgenommen und geschult werden. Durch diese erhöhte Präsenz können Techniken und Hilfsmittel besser adaptiert werden und die subjektive Realität des Patienten kommt mehr zum Vorschein. So öffnet diese Methode den Blick für Betrachtungen und Studien, im Besonderen im sozio-medizinischen Bereich, um Vorgehensweisen einfacher und menschenfreundlicher zu gestalten. Der Begriff „Soziale Kompetenz", bei dem es gemeinhin um professionelle, innermenschliche Beziehung und Haltung, auch um Freundlichkeit, Geduld und um ein Eingehen auf die Bedürfnisse des Betreuten geht, wird erweitert gesehen; es geht hier um die Unmittelbarkeit und Wertefreiheit in der Begegnung. Der so begleitete Mensch wird auf natürliche Weise animiert und stimuliert eigene Ressourcen zu finden und zu pflegen und sich selbst einzubringen.

Die Methode wurde seit den 80er Jahren vom französischen Physiotherapeuten Jean Paul Rességuier ausgearbeitet und weiterentwickelt. Im eigentlichen therapeutischen Bereich zeigte sich, dass mit einer bewussten, konstanten und erhöhten Präsenz und Aufmerksamkeit physiologische Prozesse und die Dynamik aktiviert und unterstützt werden können. Dabei wird meist zunächst mit Ruhepositionen ohne Bewegung gearbeitet, also etwa im Liegen, Sitzen und Stehen.

Außer in der eigentlichen therapeutischen Behandlung wurden in verschiedenen Pilotprojekten auch besondere Modalitäten entwickelt, um Patienten in den Bereichen Gynäkologie, Chirurgie, der Frühgeborenenversorgung, aber auch im pädagogischen Bereich zu unterstützen und zu begleiten.

Für den Bereich Handling, den ich hier im Besonderen ausgearbeitet habe, ist zu bemerken, dass Personen, die mit dieser gesammelten Präsenz unterstützt werden, eine neue Disponibilität, sei es auf körperlicher als auch auf psychischer Ebene entwickeln. Es entstehen Handlungen im selbstverständlichen Einklang mit den Defiziten und Möglichkeiten des Patienten. Der Tonus des Patienten, der üblicherweise von Seiten des Therapeuten nur als Hypertonus oder Hypotonus speziell auf Muskelebene wahrgenommen wird, bekommt eine weitere Bedeutung. Das Gewicht selbst bekommt eine lebendigere Qualität, es ist keine Widerstand gebende Masse, sondern Ausdruck unseres Daseins. Der Körper wird nicht als passiver Gegenstand mit anatomischen Funktionen erlebt, sondern als konkreter Ausdruck der jeweiligen Person.

Kapitel 4 Anhang

Der Begriff „Integrierte Rehabilitation" ist für die Beschreibung der Methode bezeichnend. Nicht nur, dass damit ausgesagt wird, dass alle beteiligten Berufsbilder dazu beitragen den Menschen in seiner Rehabilitation zu bestätigen und zu unterstützen und ein rehabilitativer Grundgedanke direkt in die Basisversorgung einfließt.

> Im Vordergrund steht der Mensch in seiner authentischen Ganzheit und nicht die jeweiligen Einschränkungen und Behinderungen, welche sich wieder in ein möglichst unmittelbares Lebensgefühl integrieren sollten.

Literatur

Bauer, Joachim: Prinzip Menschlichkeit, warum wir von Natur aus kooperieren. Hoffmann und Campe, Hamburg 2007

Bleidick, Ulrich, Hagemeister, Ursula: Einführung in die Behindertenpädagogik I. Kohlhammer Urban Taschenbücher, Stuttgart Berlin Köln 1998

Bleidick, Ulrich: Behinderung als pädagogische Aufgabe, Behindertenbegriff und behindertenpädagogische Theorie. Verlag Kohlhammer, Stuttgart Berlin Köln 1999

Buber, Martin: Ich und Du. Reclam Ausgabe Stuttgart 1995

Damasio, Antonio R.: Der Spinoza-Effekt, wie Gefühle unser Leben bestimmen. Deutsche Ausgabe bei List-Ullstein Verlag Berlin 2005

Das C. G. Jung Lesebuch, Ausgewählt von Franz Alt. Walter Verlag, Düsseldorf und Zürich 2000

Duyfjes, Anna C., Georg, Jürgen, Frowein, Michael: Heben, Tragen, Mobilisieren. Ullstein Mosby, Berlin Wiebaden 1997

Eisenschink, Anna M., Bauder Missbach, Heidi, Kirchner, Elisabeth: Kinästhetische Mobilisation bei der Pflege von Herzpatienten. Schlütersche Gmbh & Co. Hannover 2003

Feldenkrais, Moshe: Bewusstheit durch Bewegung. Suhrkamp, Frankfurt 1978

Geisseler, Trudy: Halbseitenlähmung, Hilfe zur Selbsthilfe. Springer Verlag, Berlin Heidelberg New York 1993

Hanna, Thomas: Beweglich sein – ein Leben lang. Kösel Verlag München 1990

Hatch, Frank, Maietta, Lenny, Schmidt, Suzanne: Kinästhetik, Interaktion durch Berührung und Bewegung in der Krankenpflege. DBfK-Verlag/Deutscher Berufsverband für Pflegeberufe 1992, 65760 Eschborn, Hauptstraße 392

Hatch, Frank, Maietta, Lenny: Kinästhetik – Bewegung und Berührung in der Krankenpflege, Film. Vertrieb: Agentur Schrader, Dahlenkamp 9, 3078 Stolzenau 1

Hatch, Frank, Maietta, Lenny: Kinästhetik in der Pflege, Grundkurs – Arbeitsbuch. Institut für Kinästhetik Ag, Aathalstraße 84, CH-8610 Ulster

Kendall Peterson, Florence, Kendall Mc Creary, Elizabeth K., Geise Provance, Patricia: Muscles: Testing and Function with Posture and Pain, Lippincott Williams&Wilkins, 5. Auflage, 2005

Leroi-Gourhan, André: Hand und Wort, Die Evolution von Technik, Sprache und Kunst. deutschsprachige Ausgabe Suhrkamp Taschenbuch Wissenschaft; Frankfurt am Main 1988

Lévinas, Emmanuel: Totalität und Unendlichkeit, Versuch über die Exteriorität. deutschsprachige Ausgabe bei Alber Studienausgabe; Freiburg München 2002

Machado, Vitor: Reabilitacao Integrada e Cirugia. Anais do II Congresso International do Método Rességuier – Curitiba 2005. www. imrbrasil.org

Maturana, Humberto R., Varela, Francisco J.: Der Baum der Erkenntnis, die biologischen Wurzeln menschlichen Erkennens. deutschsprachige Ausgabe Scherz Verlag, Bern und München 1987

Merleau-Ponty, Maurice: Phänomenologie der Wahrnehmung. deutschsprachige Ausgabe bei Walter de Gruyter & Co., Berlin 1966

Pape, Anne: Heben und heben lassen, Bewegen und bewegen lassen. Pflaum Verlag München 2000

Morlacchi, C., Mancini, A.: Clinica Ortopedica, Manuale – Atlante. Piccin editore, Padova 1977

Purwin, H., Korte, S., Längler, M., Laesch, B.: Handlings nach Bobath, Begleitbuch für Unterricht und Pflegealltag. Vincentz Verlag, Hannover 1999

Rességuier, Jean Paul: Bases d'application pratique de la Réhablitation Intégrée. Actes du premier colloque international des instituts IMR Europe et IMR Brésil 2003. www. imr. org

Rizzolati, G., Sinigaglia, C.: So quel che fai, il cervello che agisce e i neuroni specchio. Milano, Raffaello Cortina 2006

Schünke, Michael, Schulte, Erik, Schumacher, Udo, Voll, Markus: Prometheus, Lernatlas der Anatomie. Thieme, Stuttgart 2005

Sheldrake, Rupert: Das Gedächtnis der Natur, Das Geheimnis der Entstehung der Formen in der Natur. Deutsche Ausgabe Scherz Verlag Bern/München 1998

Sheldrake, Rupert: Der siebte Sinn des Menschen. Deutsche Ausgabe bei Fischer Taschenbuch, Frankfurt am Main 2006

Silvano Boccardi, Alberto Lissoni: cinesiologia II. Societá editrice Universo, Roma 1978

Spitzer, Manfred: Nervensachen, Geschichten vom Gehirn. Suhrkamp Taschenbuch Ausgabe Stuttgart 2005

Waldenfels, Bernhard: Phänomenologie der Aufmerksamkeit. Suhrkamp Taschenbuch Wissenschaft, Frankfurt am Main 2004